DETOX
DE 10 DIAS

JJ SMITH

DETOX
DE 10 DIAS

Como os sucos verdes limpam
o seu organismo e emagrecem

Tradução: Ana Beatriz Rodrigues

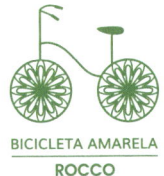

BICICLETA AMARELA
ROCCO

Advertência

Esta publicação contém opiniões e ideias da sua autora. A finalidade é fornecer material de informativo útil nos assuntos abordados no texto. É vendida sob a compreensão de que o autor e o editor não estão empenhados no fornecimento de qualquer serviço médico ou de saúde pessoal ou profissional com o livro. O leitor deverá consultar seu próprio profissional de saúde competente antes de adotar qualquer das sugestões ou fazer inferências a partir deste livro.

Autor e editor renunciam toda responsabilidade por alguma imputabilidade, perda ou risco, pessoal ou de qualquer natureza, com uso ou aplicação de qualquer conteúdo deste livro.

Nota importante aos leitores

As informações contidas neste livro destinam-se apenas a orientá-lo. Não têm o propósito de diagnosticar, tratar ou curar problemas de saúde, ou dispensar assistência médica. Se você decidir seguir o plano, consulte um profissional de saúde e use o bom senso.

É importante ter uma boa orientação médica antes de tomar quaisquer decisões sobre nutrição, dieta, suplementos ou outras questões relacionadas à saúde aqui discutidas. Nem a autora nem a editora estão qualificadas a prestar assistência médica, financeira, psicológica, aconselhamento ou serviços. Cabe ao leitor consultar um profissional de saúde antes de acatar os conselhos apresentados neste livro.

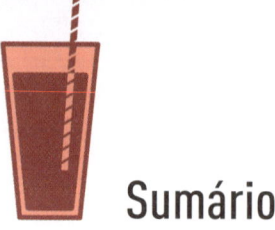

Sumário

Introdução — 9

CAPÍTULO **UM**
O que é o Detox de 10 dias com sucos verdes? — 15

CAPÍTULO **DOIS**
Por que sucos verdes? — 23

CAPÍTULO **TRÊS**
Preparativos — 35

CAPÍTULO **QUATRO**
Como fazer o Detox de 10 dias com sucos verdes — 43

CAPÍTULO **CINCO**
Dicas que podem ajuda-lo a ter sucesso! — 55

CAPÍTULO **SEIS**
Como continuar emagrecendo depois do Detox de 10 dias — 67

CAPÍTULO **SETE**
Cinco métodos de desintoxicação para aprimorar seu Detox — 81

CAPÍTULO **OITO**
Perguntas mais frequentes sobre o Detox de 10 dias com sucos verdes
91

CAPÍTULO **NOVE**
Depoimentos
99

CAPÍTULO **DEZ**
Histórias de sucesso de pessoas que realizaram o Detox de 10 dias com sucos verdes
117

CAPÍTULO **ONZE**
Conclusão
129

APÊNDICE **A**
108 receitas de sucos verdes para objetivos diferentes
133

Antienvelhecimento	134
Desempenho atlético	135
Beleza (cabelos, pele e unhas saudáveis)	138
Ossos e articulações	141
Constipação	142
Desintoxicação	144
Diabetes/controle da glicemia	146
Energia	148
Saúde cardíaca	150
Fortalecimento do sistema imunológico	153
Para os pequenos	155
Melhora do humor	157
Estresse	160
Emagrecimento e queima de gordura	162
Diversos	166

APÊNDICE **B**
Receitas leves e ricas em proteínas
171

Introdução

Bem-vindo ao Detox de 10 dias com sucos verdes! Parabéns por assumir o controle da sua saúde, cuidar do seu corpo e oferecer-lhe o que ele necessita para ser esbelto, saudável e vibrante! Você é como eu: deseja ter uma ótima aparência e zelar pelo seu bem-estar.

Combater o excesso de peso pode ser uma das experiências mais frustrantes, desafiadoras e emocionalmente desgastantes. Muitos travam uma batalha interminável para emagrecer e ter saúde. Apesar de diversas dietas da moda, regimes de exercício e pílulas mágicas que prometem o emagrecimento, os norte-americanos continuam engordando cada vez mais, ano após ano. Existem inúmeras dietas e uma próspera indústria da dieta. Entretanto, a triste realidade é que aproximadamente 95% das pessoas que emagrecem fazendo dieta voltam a engordar em um período de três a cinco anos. Não se pode emagrecer permanentemente seguindo com rigidez uma dieta especial, tomando remédios para emagrecer ou seguindo um regime de exercícios. É preciso entender que emagrecer envolve uma grande mudança no estilo de vida.

O que quero dizer com mudança no estilo de vida? Primeiro, você tem que esquecer essa coisa de fazer dieta! Em geral, as pessoas "seguem" uma dieta, o que significa que, em um dado momento, elas "saem da dieta". Uma dieta típica é algo que você segue por um período de tempo específico. O que normalmente acontece quando você "sai" da dieta? Volta a engordar tudo que emagreceu. Com o Detox de 10 dias que apresento aqui, vamos treinar suas papilas gustativas para que elas sintam vontade de ingerir alimentos mais saudáveis, para que você nunca mais volte a pensar em fazer dieta.

Acredito que a desintoxicação é o primeiro passo para emagrecer. Sem desintoxicação, milhões de pessoas ao redor do mundo perdem a luta para emagrecer permanentemente. Muitos fatores contribuem para o ganho de peso, e um dos mais negligenciados pelas dietas tradicionais é a sobrecarga tóxica. É simples; as pessoas muitas vezes têm dificuldade para emagrecer porque seu organismo está repleto de venenos. Quanto mais toxinas você colocar para dentro, ou quanto maior for o volume de toxinas às quais você se expõe dia após dia, mais toxinas armazena nas células de gordura no corpo. É difícil eliminar, apenas com dieta, as toxinas armazenadas nas células de gordura. Primeiro é preciso desintoxicar o organismo. Assim, programas de emagrecimento mais eficazes devem concentrar-se tanto na perda de peso quanto na desintoxicação, levando à melhoria da saúde geral e do bem-estar.

Sou nutricionista, especialista em emagrecimento, autora do bestseller *Lose Weight Without Dieting or Working Out*, e criadora do sistema Detox-Eat-Move (DEM). Durante anos, venho ajudando pessoas a emagrecer sem fazer dieta, para que possam recuperar seu lado sexy! O sistema DEM concentra-se em ajudar você a se desintoxicar, purificar e reprogramar suas papilas gustativas para sentir vontade de ingerir alimentos saudáveis e naturais.

Por que criei
o Detox de 10 dias com sucos verdes

Ano passado, depois de anos de uma alimentação saudável e desintoxicação, acabei acamada em decorrência de uma intoxicação pelo mercúrio presente nas minhas obturações dentárias! Os níveis de mercúrio em meu cérebro, intestino, fígado e rins eram altíssimos. Fiquei de cama durante dois meses. Quando tentava me levantar, o esforço de arrumar a cama me forçava a voltar a me deitar para descansar! Minha saúde, energia e motivação haviam se esgotado.

Depois de uma longa e lenta convalescença no ano passado, cheguei à conclusão de que precisava fazer alguma coisa para recuperar minha saúde e energia, bem como perder os quase dez quilos que eu havia adquirido durante o período em que fiquei acamada. Desenvolvi o Detox de 10 dias com sucos verdes depois que descobri que as folhas verdes podem curar o corpo. Além disso, como já era adepta da desintoxicação, eu sabia que precisava eliminar o excesso de resíduos e toxinas que se acumularam em meu corpo em decorrência do envenenamento por mercúrio.

Depois que criei o Detox de 10 dias com sucos verdes, fiquei pensando se não conseguiria convencer dez dos meus amigos e familiares a fazê-lo comigo, para me dar apoio. Qual não foi a minha surpresa ao descobrir que cem deles estavam dispostos a adotar o programa de limpeza! Criamos um grupo no Facebook para nos mantermos motivados. Como os resultados foram fenomenais, em menos de dois meses cerca de 10 mil juntaram-se a nós no grupo no Facebook e decidiram fazer o detox conosco. Em apenas dez dias, as pessoas estavam perdendo entre quatro e sete quilos, sentindo-se mais energizadas, revertendo problemas de saúde e desfrutando de um bem-estar que não sentiam havia anos.

Quando concluí meu primeiro detox, eu havia perdido cinco quilos. Meus níveis de energia estavam altos, minha pele estava radiante, e a minha digestão e inchaço melhoraram. Voltei a me sentir renovada e motivada! Antes de iniciar a limpeza, eu tomava 24 suplementos por dia para ajudar meu organismo a recuperar-se do envenenamento por mercúrio. Desde que concluí o detox, venho tomando apenas quatro suplementos por dia. Tenho uma perspectiva muito positiva com relação à minha saúde e não vejo a hora de voltar a me concentrar novamente nos meus sonhos e metas e objetivos.

O Detox de 10 dias com sucos verdes é um programa de desintoxicação que vai ajudar você a emagrecer, aumentar seus níveis de energia, reduzir a vontade de comer determinados alimentos e melhorar sua saúde em geral. Você vai passar por um processo de desintoxicação por meio da eliminação de determinados alimentos durante dez dias e vai reprogramar suas papilas gustativas para sentir vontade de ingerir alimentos saudáveis, ricos em nutrientes. Depois que completar o detox, você nunca mais vai precisar contar calorias ou seguir dietas caras ou complicadas, nem medir ou pesar sua comida novamente. Seu corpo vai naturalmente desejar alimentos saudáveis e naturais.

Durante o Detox de 10 dias com sucos verdes, você dará ao seu corpo a nutrição de qualidade necessária e, ao mesmo tempo, purificará suas células e partes internas. As vitaminas, os minerais e outros nutrientes serão absorvidos pelo seu corpo com mais eficiência, permitindo que suas células fiquem como novas e que você comece a parecer e se sentir mais jovem. O que nos faz sentir velhos são os resíduos e dejetos presentes no corpo. Cremes antienvelhecimento e cirurgias estéticas não eliminam isso. Sua pele vai se renovar porque suas células ficarão mais saudáveis. Ressecamento da pele, sua falta de brilho, as olheiras, as bolsas sob os olhos e as rugas vão começar a desaparecer. É possível sentir-se melhor agora que há uma década. Você vai se sentir como se estivesse cada vez mais jovem, não mais velho! Em suma, aprenderá a se tornar jovem, saudável e cheio de energia de dentro para fora.

Acho até que você poderia dizer que eu me apaixonei pelos sucos verdes e desejo que o mundo inteiro saiba! Todo dia, os sucos verdes mudam a vida de muitas pessoas, inclusive a de amigos e familiares meus. Milhares de pessoas já me agradeceram pessoalmente por lhes ter apresentado esses sucos. Todos que os experimentam acabam por dividir a experiência com outros.

Estou empenhada em beber sucos verdes todos os dias e fazer com que o maior número de pessoas também os adote. E você? Quer participar dessa jornada para curar o corpo, emagrecer e aumentar níveis de energia? Ao fazê-lo, você nunca mais terá que se preocupar com seu peso.

E então, está pronto para emagrecer, ser mais saudável e mais sexy do que nunca?

Esta é uma maneira fantástica de transformar sua saúde em apenas dez dias. Portanto, prepare-se para iniciar seu Detox de 10 dias com sucos verdes!

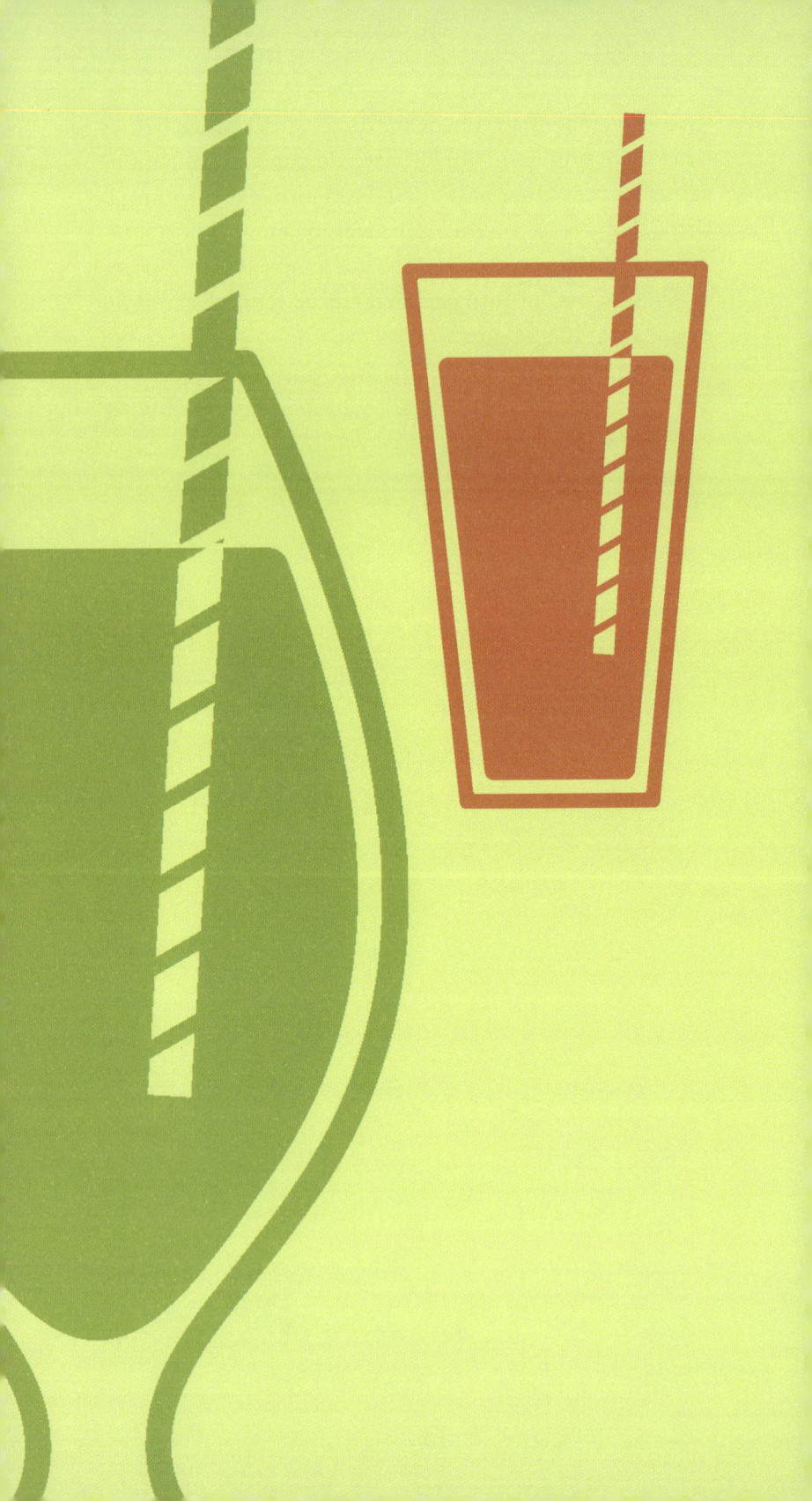

CAPÍTULO **UM**

O que é o Detox de 10 dias com sucos verdes?

O Detox com sucos verdes é um programa de 10 dias de desintoxicação/limpeza à base de folhas, frutas e água. Os sucos verdes alimentam e são saudáveis; você vai adorar. Seu corpo também lhe agradecerá. Emagrecimento, aumento nos níveis de energia, diminuição da vontade de comer determinados alimentos, uma mente mais aguçada e melhor digestão e saúde em geral são resultados esperados. É uma experiência que vai transformar a sua vida, se você realmente resolver segui-la.

Aqui estão os benefícios mais comuns à saúde que o DETOX DE 10 DIAS COM SUCOS VERDES pode proporcionar:

Emagrecimento
(normalmente as pessoas perdem de cinco a sete quilos quando seguem o programa)

Aumento **dos níveis de energia**

Maior **clareza mental**

sono melhor

Menos vontade de comer
determinados alimentos

Melhor **digestão**

Redução do inchaço

Por que um programa de
DESINTOXICAÇÃO do corpo?

Muitos são os fatores que contribuem para o ganho de peso; um dos mais negligenciados é o excesso de toxinas no organismo. Quando está sobrecarregado com toxinas, o corpo desvia energia da queima de calorias para desintoxicar o corpo. Em outras palavras, fica sem energia para queimar calorias. Por outro lado, quando o corpo está eficiente na eliminação de toxinas, a energia pode ser usada para a queima de gordura.

Dito de forma simples: as dietas tradicionais normalmente não funcionam porque não tratam os resíduos tóxicos existentes no organismo. Contar calorias não desintoxica nem limpa o organismo. O emagrecimento não será permanente se os sistemas orgânicos forem preguiçosos ou estiverem sob o impacto de matéria residual e de toxinas. É preciso, antes, eliminar as toxinas para garantir que seu corpo metabolize melhor os alimentos ingeridos sem deixar excesso de resíduos, o que provoca ganho de peso.

Os sintomas a seguir indicam a presença do excesso de toxinas no corpo: inchaço, constipação, indigestão, falta de energia, fadiga/dificuldade de concentração, depressão, ganho de peso, dor crônica, infecções, alergias, dor de cabeça e problemas digestivos/intestinais.

Será que você está
precisando de uma desintoxicação?
Faça o teste a seguir!

Responda a este teste para saber se a sobrecarga de toxinas no seu corpo está provocando ganho de peso e problemas de saúde.

Leia as seguintes perguntas e atribua um ponto a cada resposta afirmativa.

- Você costuma sentir vontade de comer doces, pão, massa, arroz branco e/ou batata?
- Come alimentos processados (refeições semiprontas, frios, bacon, sopa e salgadinhos industrializados) ou fast-food pelo menos três vezes por semana?
- Toma bebidas cafeinadas, como café e chá, mais de duas vezes ao dia?
- Toma refrigerante diet ou usa adoçantes artificiais pelo menos uma vez ao dia?
- Dorme menos de oito horas por noite?
- Bebe menos de dois litros de água mineral ou filtrada por dia?
- É excessivamente sensível a fumaça, substâncias químicas ou vapores no ambiente?
- Já tomou antibióticos, antidepressivos e outros medicamentos?
- Já tomou pílula anticoncepcional ou outros estrogênios? Já fez terapia de reposição hormonal?
- Costuma ter infecções por fungos?
- Tem obturações de amálgama?
- Usa produtos de limpeza, cosméticos ou desodorantes industrializados?

- Come hortaliças, frutas ou carnes não orgânicas?
- Já fumou ou foi exposto à fumaça de terceiros?
- Está acima do peso ou tem celulite?
- Sua atividade profissional impõe a exposição a toxinas ambientais?
- Mora em uma metrópole ou próximo a um grande aeroporto?
- Sente muito cansaço, fadiga ou preguiça durante o dia?
- Tem dificuldade de se concentrar ou de manter o foco?
- Sofre de inchaço, indigestão ou gases quando se alimenta?
- Pega mais de dois resfriados ou gripes por ano?
- Costuma ter congestão nasal, sinusite ou rinite recorrentes?
- Às vezes nota mau hálito, borra na língua ou cheiro forte na urina?
- Tem bolsas sob os olhos ou olheiras?
- Costuma ficar triste ou deprimido?
- Costuma ficar ansioso, impaciente ou estressado?
- Apresenta acne, erupções cutâneas ou urticária?
- Sente dificuldade de evacuar pelo menos uma vez por dia ou sofre de prisão de ventre de vez em quando?
- Tem insônia ou dificuldade de ter um sono repousante?
- Sua visão costuma ficar embaçada, ou os olhos coçam e ardem?

Total de pontos: _____

Resultados

Quanto mais alta a sua pontuação, maior sua sobrecarga tóxica e mais você pode se beneficiar de um programa de desintoxicação e limpeza.

20 pontos ou mais: você vai se beneficiar significativamente do programa de desintoxicação, que pode proporcionar emagrecimento e melhora da saúde e vitalidade. Recomenda-se veementemente que você examine diferentes maneiras de desintoxicar seu organismo.

Entre 5 e 19 pontos: você provavelmente vai se beneficiar de um programa de desintoxicação, capaz de melhorar sua saúde e aumentar sua vitalidade.

Menos de 5 pontos: você pode, de fato, estar livre da sobrecarga tóxica e levar uma vida muito saudável, livre de toxinas. Maravilha!

O organismo tem capacidade de eliminar toxinas, mas quando ele fica sobrecarregado delas as armazena nas células de gordura. As células de gordura não são facilmente decompostas, por isso acabam tornando o corpo literalmente maior. Com o acúmulo de toxinas, surgem problemas de saúde, como alergias, enxaqueca, doenças graves e fadiga/falta de energia.

O Detox de 10 dias com sucos verdes é uma experiência verdadeiramente transformadora. Eis a seguir o que fazer:

BEBA 1,7 LITRO DE SUCOS VERDES por dia, todos os dias. Simplesmente prepare os sucos verdes pela manhã e leve-os ao sair de casa. Guarde os sucos na geladeira, se possível. Beba um terço a cada três ou quatro horas ao longo do dia ou tome pequenos goles sempre que sentir fome.

PODE BELISCAR maçã, aipo, cenoura, pepino e outras hortaliças crocantes ao longo do dia. Outros lanches ricos em proteína são manteiga de amendoim (sem açúcar), ovos cozidos, nozes e sementes cruas e não salgadas (basta um punhado).

BEBA PELO MENOS OITO COPOS DE ÁGUA (dois litros) por dia; se desejar, pode beber também chás de ervas e chás desintoxicantes.

REALIZE PELO MENOS UM DOS DOIS MÉTODOS de limpeza do cólon, conforme o necessário (ver capítulo 5).

NÃO COMA açúcar refinado, carne, leite, queijo, bebidas destiladas, cerveja, café, refrigerante/refrigerante diet, alimentos processados, frituras, carboidratos refinados (pão branco, massa, pães doces etc.).

Além disso, junte-se também ao nosso grupo no Facebook, onde você encontrará apoio, estímulo e dicas minhas e de outras pessoas:

https://www.facebook.com/groups/Green.Smoothie.Cleanse/

Agora você está pronto para aprender a desintoxicar o corpo e dar o pontapé inicial no processo de emagrecimento e melhoria da saúde. Continue lendo!

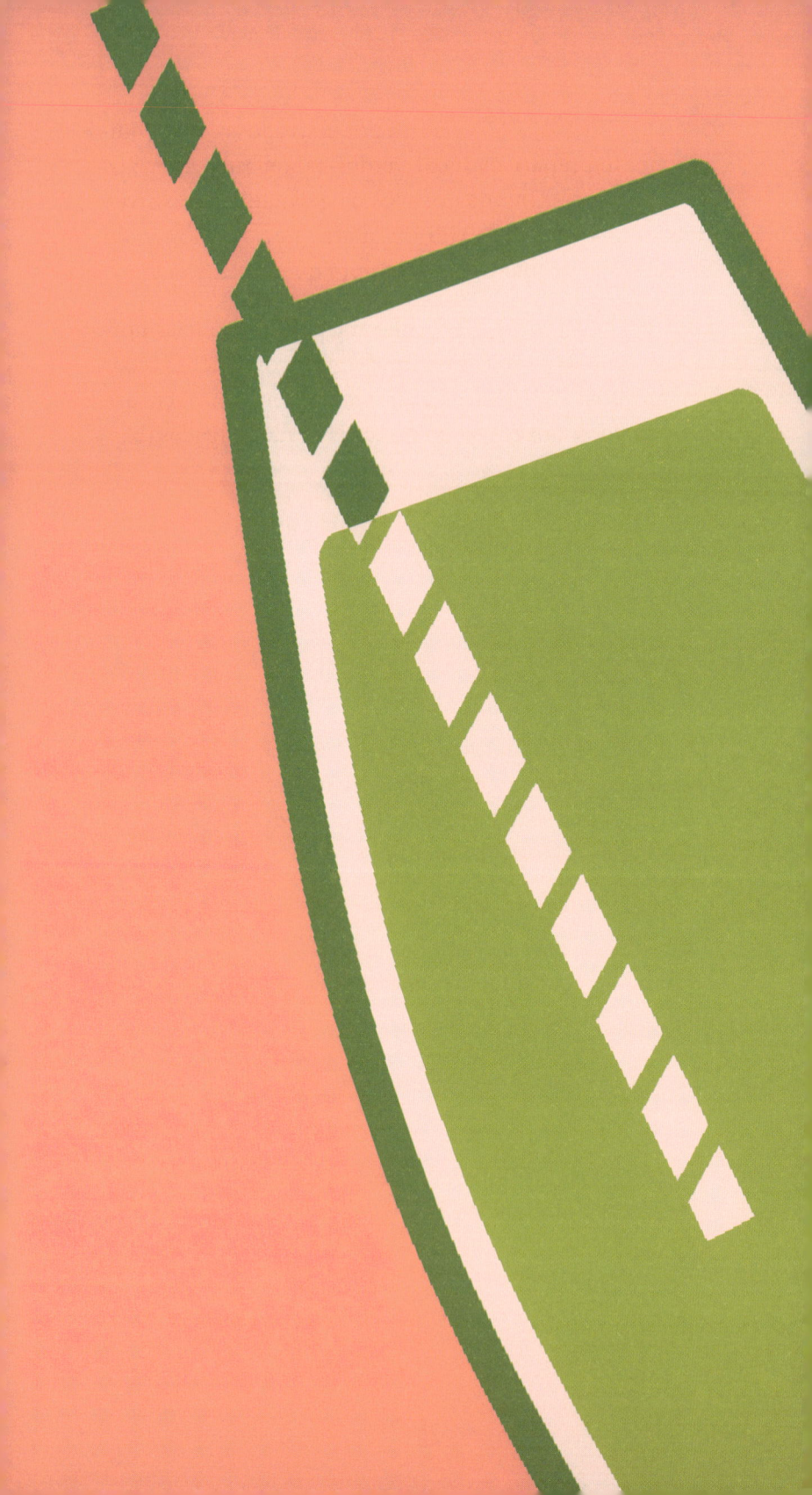

CAPÍTULO **DOIS**

Por que sucos verdes?

Os sucos verdes estão rapidamente tomando de assalto o mundo da saúde! São surpreendentemente simples, consistindo apenas em frutas orgânicas cruas, folhas orgânicas cruas e água. (A proporção de frutas para folhas recomendada é de 6:4.) Apesar de sua simplicidade, os sucos verdes proporcionam inúmeros benefícios nutricionais que propiciam um estilo de vida mais saudável. Entre eles estão: emagrecimento, aumento dos níveis de energia, diminuição da vontade de comer determinados alimentos, pele mais radiante e muitos outros.

Dez ótimos MOTIVOS
para adotar OS SUCOS VERDES

1 SÃO RICOS EM NUTRIENTES. Os sucos são preparados com ingredientes crus, que são mais nutritivos. As altíssimas temperaturas que costumam ser usadas no processo de cozimento destroem muitos dos nutrientes presentes nos alimentos. Os sucos verdes são repletos de vitaminas, minerais, antioxidantes, substâncias anti-inflamatórias, fitonutrientes, fibras, água e muito mais! Além disso, são repletos de clorofila, cuja estrutura é semelhante à da hemoglobina no sangue humano. Portanto, beber sucos verdes é como receber uma transfusão de sangue purificadora.

2 EMAGRECEM. Se estiver tentando emagrecer, você ficará agradavelmente surpreso ao saber que os sucos verdes são uma excelente maneira de perder peso. Têm um alto conteúdo de água e levam folhas, que você pode comer em abundância sem engordar. Além disso, possuem um alto conteúdo de fibras, que proporcionam a sensação de saciedade e reduzem a vontade de comer determinados alimentos.

3 DESINTOXICAM. Nosso corpo tenta eliminar naturalmente as toxinas, mas a exposição excessiva a qualquer uma delas retarda o funcionamento dos sistemas de desintoxicação do organismo. A realidade é que você pode ajudar o corpo a se desintoxicar e eliminar as toxinas que causam ganho de peso e prejudicam sua saúde. Depois de utilizar os nutrientes dos alimentos que você ingere, o organismo precisa eliminar as partículas de comida não utilizadas e os resíduos gerados pelo processo digestivo. Sem a eliminação adequada e completa, o alimento não digerido pode se acumular e deixar toxinas e resíduos no

seu corpo. Graças aos sucos verdes, você pode obter as fibras necessárias para realizar a limpeza do organismo, tonificar o sistema digestivo e eliminar as toxinas.

4 **MELHORAM A SAÚDE.** Um corpo saudável é vibrante, cheio de vida e energia! Acredito que o segredo da beleza interior e exterior está em uma alimentação saudável e natural. Quando você ingere alimentos naturais, crus, simplesmente sente-se melhor e mais jovem, o que se reflete em sua aparência. Assim que começar a se alimentar de uma maneira que mantenha suas células limpas e saudáveis, você terá uma aparência radiante, qualquer que seja a sua idade. Os seres humanos foram criados para ter uma alimentação composta basicamente de frutas, hortaliças, sementes e nozes. Com esses tipos de alimentos naturais, saudáveis, o corpo floresce e recebe todos os nutrientes necessários para manter-se livre de toxinas e nos deixar belos. Quando você começa a tomar sucos verdes, a primeira mudança que observa é na pele. A alimentação e uma vida saudável eliminam anos da sua aparência física, eliminam rugas, atenuam manchas senis e proporcionam uma "segunda juventude". A pele torna-se mais firme, a acne desaparece. Os olhos voltam a brilhar. As olheiras e as bolsas sob os olhos diminuem, bem como a cor amarelada da esclera, a parte branca do olho. No interior do corpo, as células também se rejuvenescem, propiciando o funcionamento mais eficiente dos órgãos.

5 **SÃO DE FÁCIL DIGESTÃO.** Os sucos verdes são muito mais fáceis de digerir e metabolizar do que alimentos sólidos. O fato de ingerirmos a quantidade "certa" de frutas e hortaliças todos os dias não significa que estejamos obtendo automaticamente todos os nutrientes necessários para nossa saúde e nosso bem-estar. Existem muitas pessoas que não conseguem digerir bem alimentos sólidos, por isso os nutrientes provenientes dos alimentos não são completamente absorvidos pelo organismo. Os sucos

verdes, em forma líquida, batida, são mais fáceis de serem metabolizados. Na verdade, esses sucos deliciosos são tão biodisponíveis que seus nutrientes começam a ser absorvidos pelo organismo enquanto o suco ainda está na boca!

6 MELHORAM A DIGESTÃO. A dieta padrão adotada atualmente nos Estados Unidos gerou inúmeros problemas digestivos, como azia, refluxo ácido, colite, doença de Crohn e síndrome do intestino irritável, para citar apenas alguns deles. A causa da maior parte dos problemas digestivos é a baixa produção de ácido clorídrico no estômago. Quando a quantidade de ácido estomacal produzida durante a digestão é inadequada, grande parte dos alimentos ingeridos passa pelo trato digestivo sem serem digeridos, criando gases, inchaço e outros problemas digestivos. Como a comida não digerida se acumula como placas no revestimento intestinal, cria-se o cenário perfeito para o desenvolvimento de doenças. Alimentos processados, excesso de glúten e proteínas, frituras e outras gorduras nocivas são os principais motivos por trás desses problemas digestivos. Como os sucos verdes são muito bem batidos, a maior parte do trabalho que seu sistema digestivo teria que realizar normalmente já foi feito. O corpo pode então extrair mais facilmente os nutrientes necessários à saúde ideal.

7 HIDRATAM. A hidratação adequada nos proporciona energia e ajuda a garantir o bom funcionamento do cérebro, dos músculos, dos sistemas digestivo e imunológico. A desidratação pode ser muito perigosa. A melhor maneira de saber se uma pessoa está devidamente hidratada é verificar a cor da urina. Urina amarelo-clara e límpida é sinal de hidratação. Urina muito concentrada, amarelo-escura, não é bom sinal. Com a vida corrida e atarefada que levamos, é fácil nos esquecermos de beber água. Muitas pessoas não gostam do sabor da água, ainda que seja um elemento fundamental para o funcionamento adequado e saudável do organismo. Para melhorar o sabor da água, acrescente-lhe um pouco de sumo de limão espremido na hora. Graças ao seu alto conteúdo de água, os sucos verdes ajudam a manter a hidratação.

8 SÃO SIMPLESMENTE DELICIOSOS. O sabor adocicado da fruta no suco compensa o sabor das folhas, o que os torna uma refeição ou lanche saborosos. Muitas pessoas que viram o nariz para sucos verdes quando os veem pela primeira vez acabam se viciando depois de prová-los! Até as crianças gostam.

9 SÃO FÁCEIS DE PREPARAR. Bastam cinco minutos ou menos para preparar um suco verde; a limpeza é rápida e fácil também. Se você colocar todos os ingredientes em um saco plástico na véspera, tudo que terá que fazer na manhã seguinte será levar os ingredientes ao liquidificador. Quando terminar de bater o suco, basta passar uma água no copo do liquidificador e lavá-lo. O processo todo – armazenar, bater e lavar o liquidificador – leva apenas cinco minutos.

10 AS COMBINAÇÕES SÃO ILIMITADAS. Há mais de cem receitas de sucos verdes neste livro e muitas outras na internet para você experimentar. Isso significa que suas papilas gustativas nunca vão se cansar. São tantas as combinações de frutas, folhas e líquidos que você pode literalmente preparar uma receita diferente para cada dia do ano. Guardo minhas receitas favoritas em fichas para ter fácil acesso a elas quando desejar.

Eu poderia continuar falando sobre os inúmeros benefícios dos sucos verdes para a saúde, mas você aprenderá mais sobre eles ao longo do livro. Quando experimentá-los, logo descobrirá seus maravilhosos benefícios à saúde.

QUAIS FOLHAS E POR QUÊ?

Aqui está uma lista das folhas mais populares que costumam ser usadas em sucos verdes. Lembre-se de que estão apresentadas aqui em ordem alfabética, não por seu valor nutricional.

ACELGA (ACELGA SUÍÇA): é uma hortaliça verde folhosa de talo colorido. Seu sabor assemelha-se ao da beterraba; sua textura é suave. É conhecida por prevenir o câncer e promover a limpeza do sistema digestivo.

ALFACE: os antigos egípcios já utilizavam a alface em saladas. Contém aminoácidos essenciais e vitaminas. Opte por alfaces com folhas mais escuras, cujo valor nutricional é maior. A alface-romana, em particular, contém altos níveis de vitaminas C, K e A; é também uma fonte de ácido fólico.

COUVE: é uma folha leve, de bordas crespas. Contém grande quantidade de vitaminas A, C, K e outras. É conhecida por reduzir os riscos associados ao desenvolvimento do câncer de próstata, ovário, mama, cólon e bexiga.

COUVE-MANTEIGA: é uma hortaliça verde folhosa cujas propriedades nutricionais são semelhantes às da couve, mas é mais robusta e tem sabor mais acentuado. É excelente para ligar os ácidos biliares no trato digestivo, ajudando assim a reduzir o colesterol.

DENTE-DE-LEÃO: parece uma erva daninha, mas é uma excelente fonte de vitaminas A e K. Auxilia o processo de digestão e pode ajudar em casos de constipação, pois é um laxante natural.

ESPINAFRE: talvez a verdura mais amada de todas, o espinafre tem um sabor suave e não é tão amargo quanto as outras verduras. Suas folhas verde-escuras contêm altos níveis de ômega-3, cálcio, magnésio, e vitaminas A, C, E e K. Em geral, quando se iniciam nos sucos verdes, as pessoas começam com espinafre!

FOLHAS DA BETERRABA: são ricas em vitamina K. Melhoram a visão, ajudam a prevenir a doença de Alzheimer e fortalecem o sistema imunológico.

FOLHAS DE NABO: embora sejam ligeiramente amargas, são muito saborosas. Proporcionam inúmeros benefícios à saúde, mas distinguem-se das outras folhas por sua capacidade de combater o desenvolvimento de células cancerosas.

MOSTARDA (FOLHA): de sabor picante, é eficaz para reduzir o colesterol e proporciona uma dose saudável de riboflavina, niacina, magnésio e ferro. Contém grande quantidade de fitonutrientes, que têm inúmeras propriedades para a prevenção de doenças.

REPOLHO CHINÊS (BOK CHOY): bok choy é um repolho chinês de textura crocante e sabor suave. Contém grande quantidade de vitaminas A, C e cálcio, além de antioxidantes.

RÚCULA: é uma excelente fonte de ácido fólico e de vitaminas A, C e K; melhora a saúde dos ossos e do cérebro. Tem um sabor amargo, ativo.

SALSA: é rica em antioxidantes, minerais, vitaminas e fibras. É conhecida por ajudar a reduzir o envelhecimento e regular os níveis de açúcar no sangue.

FOLHAS DE SABOR MAIS SUAVE

Folhas de beterraba baby

Baby bok choy

Alface folha-de-manteiga

Ramas de cenoura

Couve

Alface-romana

Espinafre

Acelga

SABOR MAIS ACENTUADO

Rúcula

Couve-manteiga

Dente-de-leão

Mostarda (folha)

Folhas de rabanete

Azeda-miúda

Folhas de nabo

Agrião

Por que o suco **preparado no liquidificador** é diferente **do suco** preparado na centrífuga?

Os sucos têm seus benefícios à saúde, mas acredito que, na maior parte dos casos, seu preparo no liquidificador oferece uma gama mais ampla de benefícios do que na centrífuga. Os sucos batidos no liquidificador têm mais fibras, proporcionam maior saciedade, seu custo é menor e seu preparo, mais rápido.

Os sucos verdes contêm alimentos integrais, com grande quantidade de fibras. Na centrífuga ou no espremedor de sucos, a polpa é descartada, e as fibras essenciais são eliminadas. O principal argumento a favor dos adeptos dos sucos preparados na centrífuga é que a ausência de fibras proporciona fácil absorção de nutrientes diretamente na corrente sanguínea, sem necessidade de muita digestão, o que permite a cura do sistema digestivo e do organismo. No entanto, as fibras são essenciais para retardar a passagem de alimentos pelo estômago e impedem os açúcares de entrarem rápido demais na corrente sanguínea. Isso ajuda a regular os níveis de açúcar no sangue, auxiliando o controle do peso. O consumo de folhas nos sucos ajuda a equilibrar os níveis de açúcar sanguíneo, e seu alto conteúdo de fibras ajuda a retardar a digestão de carboidratos.

Os sucos verdes proporcionam mais saciedade do que os sucos da fruta pura, diminuindo a vontade de comer ao longo do dia. Essa é uma ótima notícia para quem quer emagrecer. É muito fácil substituir uma refeição por um suco verde, e muitas pessoas atualmente optam por substituir o café da manhã por um suco verde.

Os sucos verdes feitos com frutas e folhas também são mais baratos, porque levam menos frutas do que os sucos puros, extraídos apenas do sumo das frutas. Além disso, quando bebemos sucos verdes, a sensação de saciedade é mais duradoura, e isso também nos impede de ter que comprar mais comida ao longo do dia.

Preparar um suco no liquidificador é mais rápido e mais fácil do que prepará-lo na centrífuga; a limpeza também é mais fácil. Para fazer um suco na centrífuga, é preciso picar as frutas e hortaliças para fazê-las caber no orifício da tampa; além disso, é preciso processar um ingrediente de cada vez. Para preparar o suco verde no liquidificador, você pode colocar todos os ingredientes no copo do liquidificador de uma vez. Além disso, para limpar e lavar a centrífuga após o uso, é preciso desmontar peça por peça, lavá-las uma a uma e montá-las novamente, o que toma tempo. Para limpar o copo do liquidificador, basta lavá-lo; não é preciso desmontar nada.

Além disso, é muito fácil acrescentar ao liquidificador superalimentos como maca ou açaí, pois eles se misturam aos sucos com muita facilidade depois de batidos.

O mito da proteína

Os sucos verdes feitos com 40% de folhas são uma excelente fonte de proteína. As folhas fornecem proteína sob a forma de aminoácidos, a matéria básica da proteína. O organismo tem mais facilidade de utilizar os aminoácidos do que de utilizar outras proteínas complexas como as encontradas em carnes e outros produtos de origem animal. As folhas fornecem uma boa quantidade de aminoácidos, que oferecem a quantidade de proteína necessária ao organismo.

Quando ingerimos alimentos contendo proteínas, o sistema digestivo precisa decompor essas proteínas em aminoácidos, para que o organismo possa, assim, utilizá-las. As proteínas encontradas em produtos de origem animal são extremamente difíceis de digerir e, quando submetidas ao cozimento, são ainda mais difíceis de serem decompostas e utilizadas. O corpo dedica tanta energia à decomposição dessas proteínas em aminoácidos que grande parte de seu valor nutricional perde valor para o organismo.

Se sentir necessidade de consumir proteína adicional por se exercitar muito, pode adicionar proteína em pó ao seu suco verde.

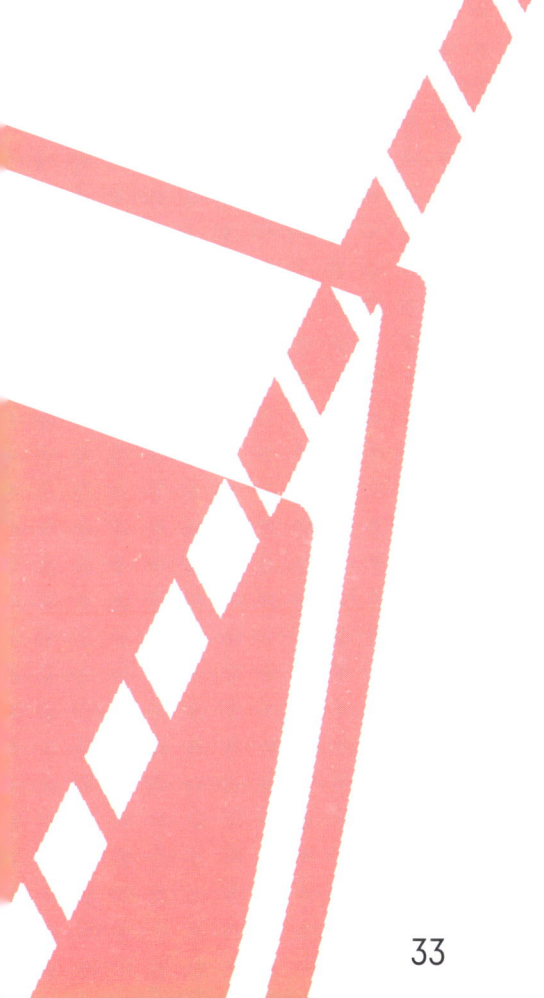

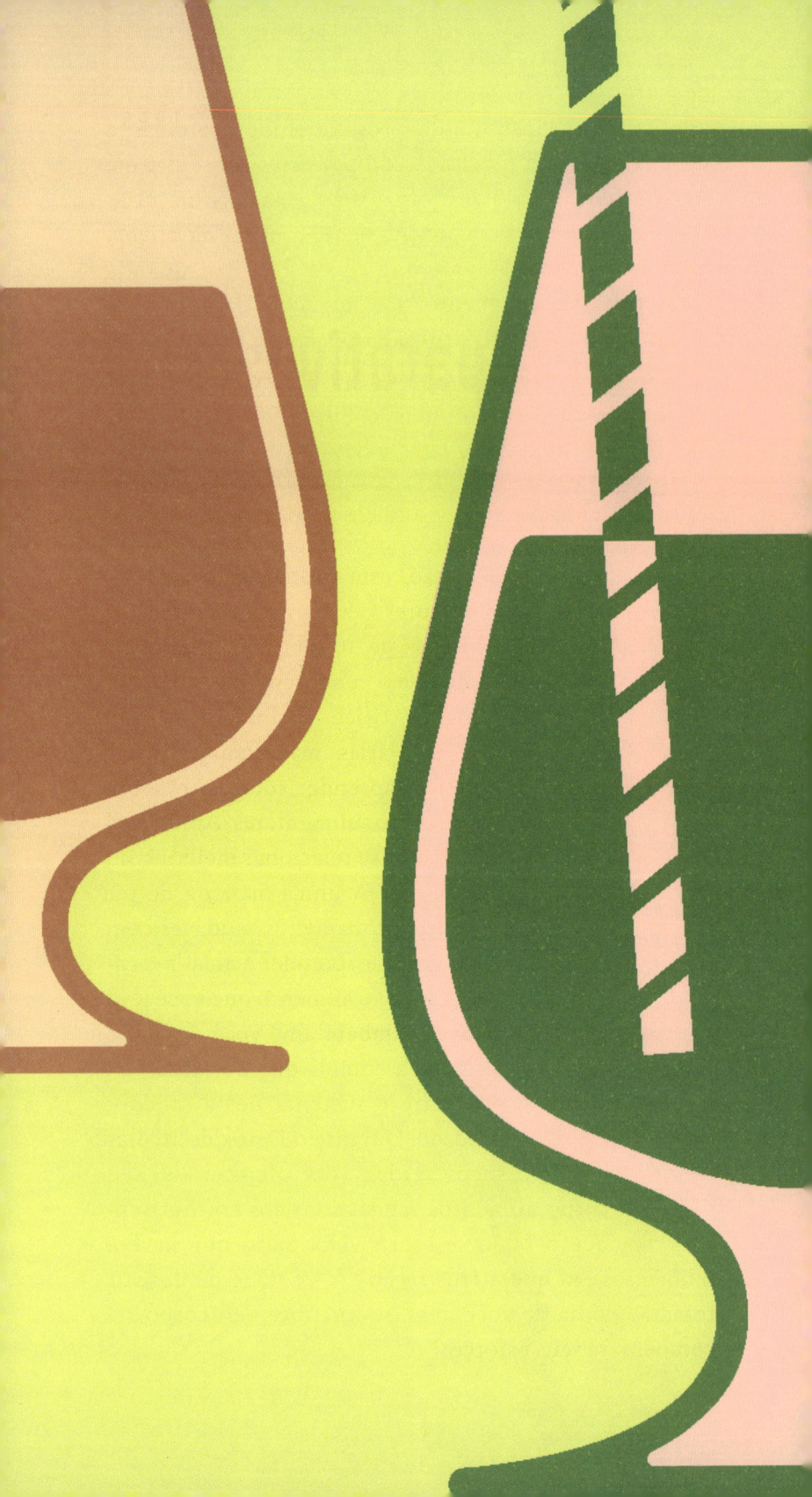

CAPÍTULO **TRÊS**

Preparativos

Então, está pronto para um dos maiores desafios da sua vida? O Detox de 10 dias com sucos verdes será um desafio espiritual, mental e físico. Transformará sua vida de várias maneiras positivas. Você vai aprender sobre si e sobre seus hábitos alimentares. Aprenderá também a se relacionar melhor com a comida. A única maneira de ter um relacionamento saudável com a comida é aprender a amá-la e garantir que o alimento que você leva à boca também ame você de volta: afinal, é a comida que nos abastece, que nutre e sustenta nossa saúde e vitalidade. Durante o Detox de 10 dias com sucos verdes, você oferecerá ao seu corpo alimentos saudáveis, ricos em nutrientes, que o farão se sentir vivo! Saiba que haverá momentos em que a frustração e a vontade de desistir tomarão conta de você, mas, se for forte, seu corpo recompensará seus esforços!

Os quatro primeiros dias serão a parte mais difícil da sua experiência. À medida que o seu corpo for se ajustando à oferta de calorias por meio de alimentos integrais, de sucos verdes batidos, ricos em nutrientes, inicialmente você terá vontade de comer os alimentos que costumava comer. Isso é normal, é a maneira de o seu corpo ajustar-se durante os quatro primeiros dias, embora em alguns momentos você possa se sentir pouco à vontade. Depois dos primeiros dias, seu corpo ficará satisfeito com os sucos verdes e os nutrientes fantásticos neles contidos. Você começará a se sentir saudável, cheio de energia, talvez pela primeira vez em anos.

Como você vai comer apenas alimentos batidos no liquidificador (sucos verdes), frutas e hortaliças cruas, seu sistema digestivo vai trabalhar menos. Isso dá ao seu corpo uma chance de se curar e realizar o tão necessário trabalho de limpeza.

O que incluir no suco verde

Para o Detox de 10 dias com sucos verdes, os únicos alimentos aceitáveis no preparo dos sucos são folhas, frutas e água. Não acrescente hortaliças amiláceas, como batata-doce, beterraba, cenoura ou qualquer outra hortaliça que não as folhas verdes. As frutas normalmente são de rápida digestão, mas, quando se misturam a outras hortaliças amiláceas, o estômago se esquece das frutas enquanto digere os outros alimentos. As frutas começam então a fermentar, causando gases e inchaço abdominal. Para que isso não aconteça, utilize somente folhas, frutas e água no preparo dos sucos verdes durante o Detox de 10 dias.

Lembre-se de usar apenas as variedades mais escuras das folhas, pois elas fornecem clorofila e outros importantes nutrientes. Alguns exemplos de hortaliças folhosas verde-escuras são: couve, acelga, espinafre, folhas baby, rúcula, alface-romana, folhas de dente-de-leão, folhas de beterraba e couve-manteiga. Hortaliças orgânicas são ainda melhores; é importante usá-las durante a limpeza. Se não puder adquirir frutas e hortaliças orgânicas, lave-as bem, eliminando o máximo possível de pesticidas e ceras. É particularmente difícil remover a cera; na realidade, normalmente não é possível removê-la com uma simples lavagem. É preciso adquirir produtos especiais, encontrados em lojas de produtos naturais. Enxágue bem os produtos depois de escová-los para a retirada da cera. É possível também reduzir o conteúdo tóxico de frutas e hortaliças deixando-as de molho em vinagre de vinho branco e depois lavando-os em água corrente.

É importante usar água da fonte ou água filtrada no preparo dos sucos verdes. Outra opção é água alcalina, que auxilia a desintoxicação e melhora a hidratação. Não é recomendável usar água da torneira.

Preparativos para o Dia 1

Antes de começar, é importante preparar-se mentalmente para sua nova jornada. Todo dia, lembre-se dos maravilhosos benefícios do Detox de 10 dias. Diga a si mesmo que você é capaz de fazer isso e anseie pelo aumento dos níveis de energia e pela melhora da saúde de maneiras que jamais pensou ser possível.

Comece seu dia bebendo alguns copos de água para repor a água que perdeu durante a noite. Em seguida, beba uma xícara de um chá desintoxicante, que poderá auxiliar o funcionamento do fígado e dos rins. Se quiser, acrescente estévia, um adoçante natural, ao chá desintoxicante para acentuar seu sabor. Durante esses dez dias, é muito importante beber muita água ao longo do dia. A hidratação ajuda o corpo a eliminar as toxinas liberadas no processo de desintoxicação. Durante os primeiros dias do Detox, você vai notar que a frequência de urinação e evacuação aumenta.

Tire fotos suas e anote suas medidas

Pese-se e anote suas medidas (busto, cintura e quadris), e registre esses números, colocando ao lado a data. Algumas pessoas perdem mais peso do que outras; outras perdem mais medidas do que peso, por isso é importante registrar tanto o peso quanto as medidas! A maior parte das pessoas (80%) perde de quatro a sete quilos nos dez dias do detox.

Em seguida, tire fotos suas, de corpo inteiro e também um close do rosto. Isso lhe permitirá notar as mudanças físicas que ocorrem. Muitas vezes, você constatará uma grande diferença na cor do branco do olho, a redução das olheiras e das bolsas sob os olhos. Dessa maneira, você pode monitorar seu progresso não apenas pelo ponteiro da balança, mas também pela sua aparência física e pelo bem-estar geral.

Este programa não visa apenas ao emagrecimento... Visa à saúde. Por isso, é importante monitorar a energia, a digestão, o humor, a clareza mental e o brilho da sua pele! Não faça da balança um inimigo. Lembre-se de que pode haver variação de peso para mais ou para menos durante a desintoxicação. No final, porém, você acabará emagrecendo.

A lista de compras

Recomendo que você compre uma quantidade de frutas e hortaliças suficiente para cinco dias de cada vez, por isso, terá que fazer compras duas vezes durante o programa de Detox de 10 dias. Você encontrará a seguir duas listas – uma para os cinco primeiros dias e outra para os cinco dias finais do Detox.

Estas listas pressupõem que você seguirá as receitas oficiais do Detox de 10 dias com sucos verdes encontradas no capítulo 4.

Lista para os cinco primeiros dias

- 6 maçãs
- 1 cacho de uvas
- 600 gramas de pêssegos congelados
- 600 gramas de blueberries congelados
- 500 gramas de morangos congelados
- 300 gramas de outras frutas vermelhas congeladas
- 170 gramas de manga em pedaços
- 3 bananas
- 1 maço de couve-manteiga
- 600 gramas de espinafre
- 600 gramas de folhas variadas
- Estévia (em pó)
- 1 saco de semente de linhaça moída
- Frutas e hortaliças de sua escolha, para beliscar (por exemplo, maçã, cenoura, aipo etc.)
- Nozes e sementes cruas ou sem sal, para beliscar
- Chá detox
- Sal marinho (ou qualquer sal marinho que não leve iodo)
- *Opcional:* proteína em pó derivada de plantas (não de laticínios), como Raw Protein, da Garden of Life ou proteína da SunWarrior

Lista para os últimos cinco dias

- 600 gramas de manga em pedaços congelados
- 600 gramas de pêssegos congelados
- 600 gramas de abacaxi em pedaços congelados
- 300 gramas de frutas vermelhas mistas congeladas
- 170 gramas de blueberries congelados
- 170 gramas de morangos congelados
- 2 maçãs
- 5 bananas
- 1 maço de couve-manteiga
- 600 gramas de espinafre
- 600 gramas de folhas mistas
- Frutas e hortaliças de sua escolha, para beliscar (por exemplo, maçã, cenoura, aipo etc.)
- Nozes e sementes cruas ou sem sal, para beliscar

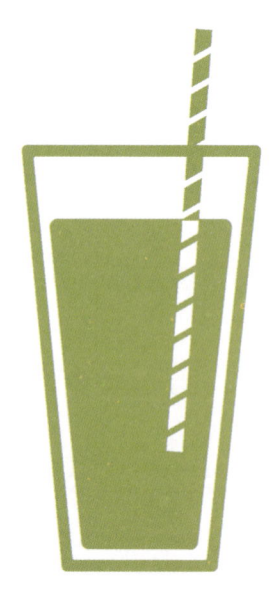

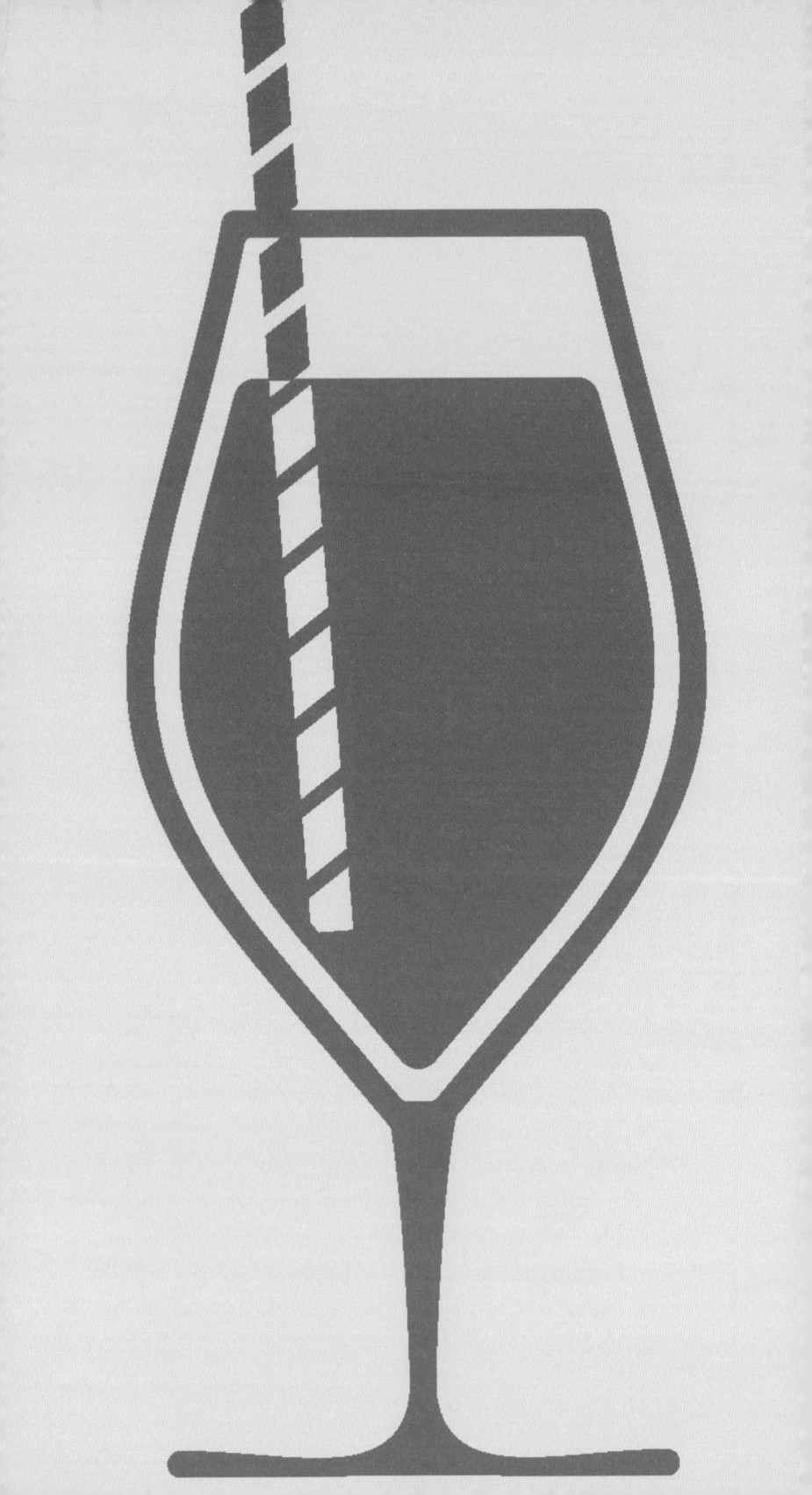

CAPÍTULO **QUATRO**

Como fazer o Detox de 10 dias com sucos verdes

O Detox de 10 dias com sucos verdes é uma experiência verdadeiramente transformadora. Você pode optar por fazer a limpeza completa ou uma versão modificada.

A limpeza completa consiste em três sucos, mais lanches e água ou chá durante todos os dez dias. Essa versão da limpeza proporcionará os maiores benefícios à saúde e emagrecimento; a expectativa é de que você perca de cinco a sete quilos.

A *versão modificada da limpeza* consiste em dois sucos verdes (um no café da manhã e um na hora do almoço) e uma refeição saudável na hora do jantar, mais lanches, água ou chá. A refeição saudável à qual me refiro pode ser uma salada, hortaliças sauté, peixe ou frango (grelhado ou assado).

A versão modificada da limpeza é um bom plano, com enormes benefícios à saúde, proporcionados pelos sucos ricos em nutrientes. O emagrecimento pode não ser tão acentuado, mas mesmo assim você pode perder entre três e cinco quilos em dez dias. A versão modificada destina-se às pessoas que não estão dispostas a seguir a limpeza completa durante os dez dias ou que não podem fazê-lo. É ótima também para quem não deseja emagrecer muito, mas quer apenas se desintoxicar. Trata-se de uma excelente opção para quem não é novato no detox e deseja adotar a limpeza gradualmente.

Qualquer que seja a versão escolhida, durante todos os dez dias da limpeza você vai evitar o consumo de açúcar, carne, leite, queijo, destilados, cervejas, café, refrigerantes/refrigerantes dietéticos, alimentos industrializados, frituras e carboidratos refinados (pão branco, massas, donuts etc.).

Resumo do Detox completo

BEBA TRÊS SUCOS VERDES DIARIAMENTE: um no café da manhã, um no almoço e outro no jantar. Se sentir fome, pode tomar goles de suco verde ao longo do dia. É importante beber um suco ou beliscar nozes, frutas ou hortaliças a cada três ou quatro horas para manter o metabolismo acelerado. Cada suco deve ter entre 360 e 450 ml de água. Simplesmente prepare uma quantidade suficiente de sucos para o dia e leve-os consigo. Se possível, guarde na geladeira.

FAÇA PEQUENOS LANCHES: você pode beliscar maçã, aipo, cenoura, pepino e outras hortaliças crocantes que sinta vontade de comer ao longo do dia. Outros lanches ricos em proteína são manteiga de amendoim sem sal, ovo cozido e nozes, sementes cruas e sem sal (um punhado, apenas).

BEBA ÁGUA E CHÁS DETOX: beba pelo menos oito copos de água (dois litros) por dia; além disso, o consumo de chás de erva ou chás detox é liberado, beba-os à vontade. É importante beber o chá detox assim que acordar pela manhã para auxiliar o processo de desintoxicação, limpando os órgãos responsáveis pela desintoxicação – rins, fígado, pele etc.

GARANTA O FUNCIONAMENTO REGULAR DO INTESTINO: realize um dos dois métodos para limpeza do cólon; é importante evacuar pelo menos três vezes por dia durante o processo de desintoxicação. (ver capítulo 5.)

NÃO COMA: açúcar refinado, carne, leite, queijo, bebidas destiladas, cerveja, café, refrigerante comum/diet, alimentos processados, frituras, carboidratos refinados (pão branco, massas, pães doces etc.).

Resumo da versão modificada do Detox

BEBA SUCOS VERDES: beba diariamente dois sucos verdes; um no café da manhã e um no almoço; no jantar, opte por uma refeição saudável. Essa refeição saudável pode ser composta de uma salada, hortaliças sauté e peixe ou frango (grelhados ou assados). Desde que faça uma refeição saudável por dia, os sucos podem ser bebidos na refeição de sua preferência. Cada suco deve conter entre 360 ml e 450 ml de água. Simplesmente prepare uma quantidade suficiente de sucos para o dia e leve-os consigo. Se possível, armazene na geladeira.

FAÇA PEQUENOS LANCHES: você pode beliscar maçã, aipo, cenoura, pepino e outras hortaliças crocantes que sinta vontade de comer ao longo do dia. Outros lanches ricos em proteína são manteiga de amendoim sem sal, ovo cozido e nozes, e sementes cruas e sem sal (um punhado, apenas).

BEBA ÁGUA E CHÁS DETOX: beba pelo menos oito copos de água (dois litros) por dia; além disso, o consumo de chás de erva ou chás detox é liberado, beba-os à vontade. É importante beber o chá detox assim que acordar pela manhã para auxiliar o processo de desintoxicação, limpando os órgãos responsáveis pela desintoxicação – rins, fígado, pele etc.

GARANTA O FUNCIONAMENTO REGULAR DO INTESTINO: realize um dos dois métodos para limpeza do cólon; é importante evacuar pelo menos três vezes por dia durante o processo de desintoxicação. (ver capítulo 5.)

NÃO COMA: açúcar refinado, carne, leite, queijo, bebidas destiladas, cerveja, café, refrigerante comum/diet, alimentos processados, frituras, carboidratos refinados (pão branco, massas, pães doces etc.).

Dez dias de receitas para o Detox com sucos verdes

Aqui estão as receitas para os dez dias do Detox com sucos verdes. Se tiver usado a lista de compras apresentada no capítulo 3, você já deve ter à mão todos os ingredientes necessários.

Use uma receita por dia, pois a quantidade de suco será suficiente para um dia inteiro. Cuidado para não se desviar demais das receitas durante o período da limpeza. Essas receitas foram desenvolvidas para desintoxicação, emagrecimento, aumento dos níveis de energia e clareza mental. Tente segui-las o mais fielmente possível durante o processo! Os resultados serão melhores. Depois da desintoxicação, use sua criatividade, acrescente variedades e continue emagrecendo e tendo saúde!

Antes de serem batidos no liquidificador, os ingredientes devem pesar aproximadamente dois quilos. Depois de batidos no liquidificador, você obterá de um a 1,4 litro de suco, dependendo do tamanho do liquidificador e da quantidade de água. Divida a quantidade total em três partes e beba cada porção com um intervalo de três a quatro horas, ou beba pequenos goles ao longo do dia sempre que sentir fome.

Se não sentir vontade de beber os três copos, beba pelo menos dois para oferecer ao seu corpo a nutrição adequada. É importante beber um suco verde ou beliscar alguma coisa a cada três horas para manter o metabolismo acelerado. Você terá menos vontade de ingerir comida, mas ainda assim precisará oferecer ao corpo algum combustível (seja o suco ou um lanchinho) a cada três ou quatro horas.

Observação importante: se o seu liquidificador for grande, você pode preparar a receita inteira de uma só vez, pois o copo do liquidificador tem capacidade para dois litros. Entretanto, se tiver um liquidificador menor, sua capacidade será de apenas um litro, por isso, talvez seja necessário dividir a receita em duas partes e bater primeiro uma parte, depois a outra.

Lave sempre muito bem as folhas e frutas.

Modo de fazer

Leve as folhas e água ao liquidificador e bata bem, até a mistura adquirir a consistência de suco. Desligue o liquidificador e acrescente os demais ingredientes. Bata até ficar cremoso.
Você pode acrescentar 1 colher medidora de proteína em pó (opcional).

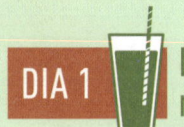

DIA 1 — Espinafre com manga e frutas vermelhas, morango e uva

3 punhados de espinafre
2 xícaras de água
1 maçã cortada em quatro, sem sementes
1 xícara de manga congelada, em pedaços
1 xícara de morangos congelados
1 punhado de uva sem caroço
1 sachê de estévia (se precisar, pode usar mais)
2 colheres (sopa) de sementes de linhaça moídas

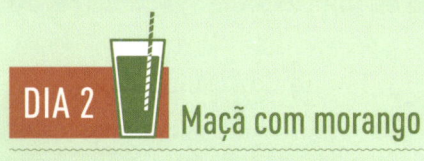

DIA 2 — Maçã com morango

3 punhados de folhas mistas
2 xícaras de água
1 banana sem casca
2 maçãs cortadas em quatro, sem sementes
1 ½ xícara de morangos congelados
2 sachês de estévia (se precisar, pode usar mais)
2 colheres (sopa) de sementes de linhaça moídas

DIA 3 — Maçã com blueberries*

1 punhado de folhas mistas
2 punhados de espinafre
2 xícaras de água
1 ½ xícara de blueberries congelados
1 banana sem casca
1 maçã cortada em quatro, sem sementes
1 sachê de estévia
2 colheres (sopa) de sementes de linhaça moídas

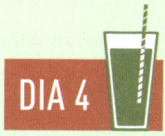

DIA 4 — Frutas vermelhas com pêssego

2 punhados de couve
1 punhado de espinafre
2 xícaras de água
2 maçãs cortadas em quatro, sem sementes
1 ½ xícara de pêssegos congelados
1 ½ xícara de frutas vermelhas congeladas
2 sachês de estévia
2 colheres (sopa) de sementes de linhaça moídas

*Mirtilos são a versão nacional, cultivada no sul do Brasil. (N. da E.)

DIA 5 — Pêssego, frutas vermelhas, uva e espinafre

3 punhados de espinafre
2 xícaras de água
1 xícara de pêssegos congelados
1 punhado de uva fresca sem semente
1 ½ xícara de blueberries
3 sachês de estévia para adoçar
2 colheres (sopa) de sementes de linhaça moídas

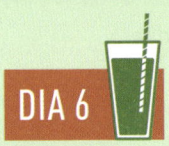

DIA 6 — Abacaxi com espinafre

2 xícaras bem cheias de espinafre
1 xícara de abacaxi em pedaços
2 xícaras de pêssegos congelados
2 bananas descascadas
1 ½ sachê de estévia
2 xícaras de água
2 colheres (sopa) de sementes de linhaça moídas

DIA 7 — Abacaxi com frutas vermelhas

2 punhados de folhas variadas
2 punhados de espinafre
1 banana sem casca
1 ½ xícara de abacaxi em pedaços
1 ½ xícara de pedaços de manga congelada
1 xícara de frutas vermelhas congeladas
3 sachês de estévia
2 xícaras de água
2 colheres (sopa) de sementes de linhaça moídas

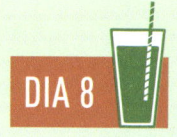

DIA 8 — Espinafre e couve com blueberries

2 punhados de couve
2 punhados de espinafre
2 xícaras de água
1 maçã cortada em quatro, sem sementes
1 banana sem casca
1 ½ xícara de blueberries congelados
2 sachês de estévia
2 colheres (sopa) de sementes de linhaça moídas

DIA 9 — Maçã com manga

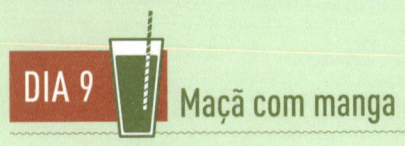

3 punhados de espinafre
2 xícaras de água
1 maçã cortada em quatro, sem sementes
1 ½ xícara de manga
2 xícaras de morangos congelados
1 sachê de estévia
2 colheres (sopa) de sementes de linhaça moídas

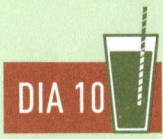

DIA 10 — Couve com abacaxi

2 punhados de couve
1 punhado de folhas variadas
2 xícaras de água
1 ½ xícara de pêssego congelado
2 punhados de abacaxi em pedaços grandes
2 sachês de estévia
2 colheres (sopa) de sementes de linhaça moídas

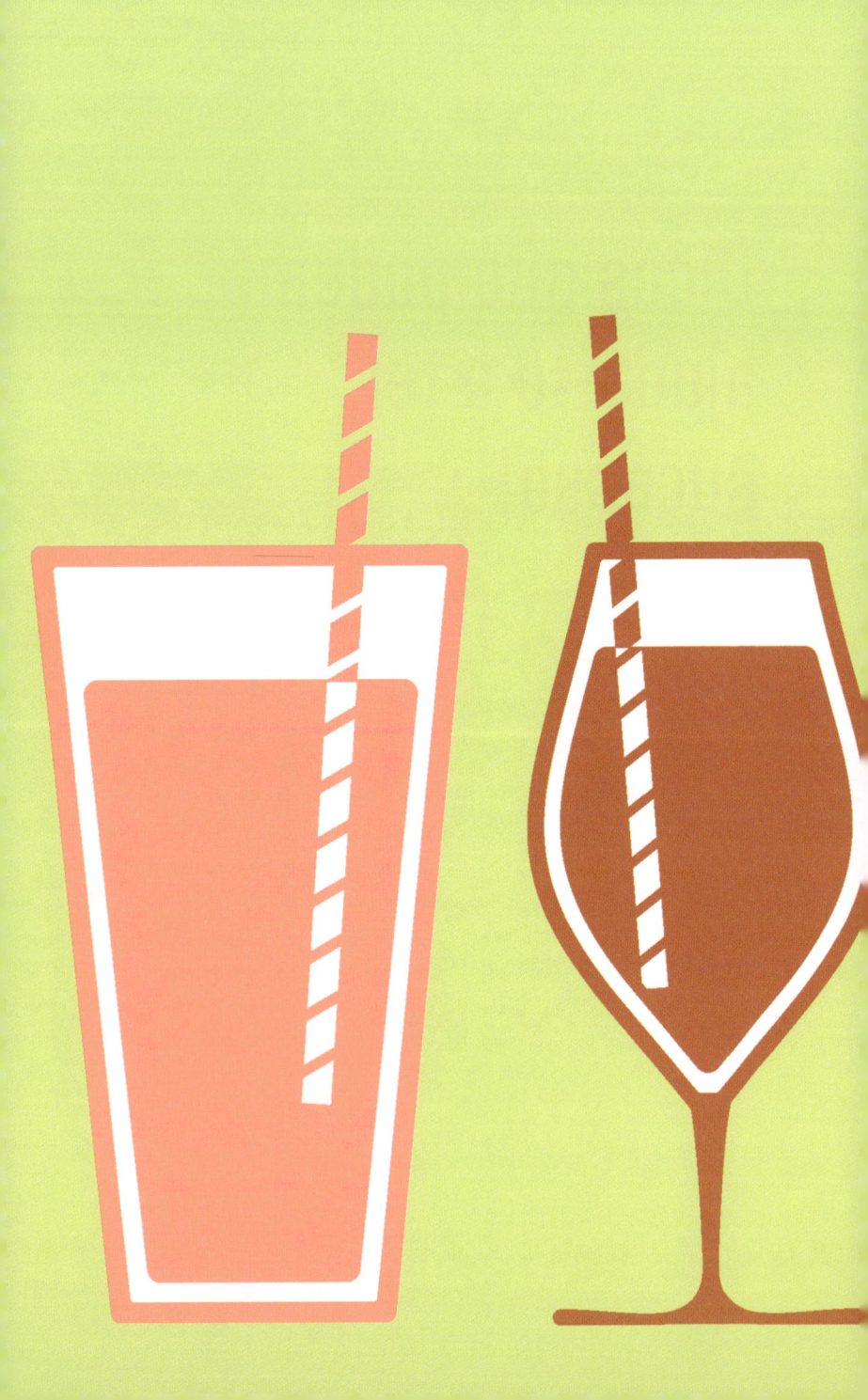

CAPÍTULO **CINCO**

Dicas que podem ajudá-lo a ter sucesso!

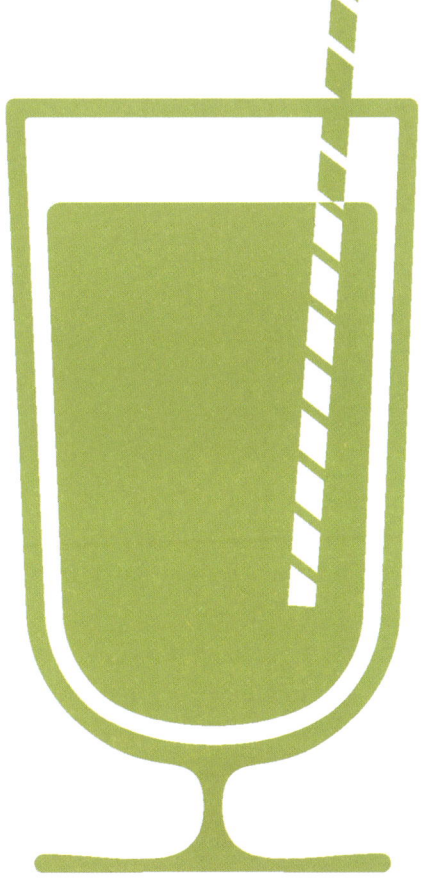

JUNTE-SE AO NOSSO GRUPO DO FACEBOOK. Você vai encontrar apoio, estímulo e dicas minhas e dos outros participantes: https://www.facebook.com/groups/Green.Smoothie.Cleanse/

O TAMANHO DO LIQUIDIFICADOR FAZ DIFERENÇA. Use um liquidificador de alta velocidade (por volta de 1000 watts). Com um liquidificador de alta velocidade, você terá que bater seus sucos durante apenas 30 segundos a um minuto para deixá-los cremosos. Com um liquidificador comum, o tempo de preparo será o dobro, por isso, programe-se para bater os ingredientes durante um a dois minutos.

ADICIONE PROTEÍNA AO SEU SHAKE. O acréscimo de proteína não é obrigatório para essa limpeza, motivo pelo qual, nas receitas, a proteína é incluída como um ingrediente opcional. No entanto, como nutricionista, recomendo o acréscimo de uma colher medidora de proteína por dia, pois ajuda a manter a sensação de saciedade por mais tempo e acelera o metabolismo. A proteína pode tornar o suco um pouco pastoso, por isso só a acrescente depois de provar o suco; então você poderá acrescentar a proteína e avaliar se gosta ou não do sabor. Como durante a limpeza você vai evitar o consumo de laticínios (leite de vaca), utilize uma proteína em pó de origem vegetal, como proteína de arroz, de soja ou de cânhamo (hemp protein) em lugar da proteína do soro do leite (whey protein), feita do leite de soja. Minhas marcas favoritas são Raw Protein, da Garden of life, Protein Blend, da Sunwarrior, ou Açaí Berry Blast Protein Energizer, da Rainbow Light. No entanto, existem também mais opções de qualidade. Outras excelentes fontes de proteína são ovos cozidos, nozes e sementes cruas ou sem sal, em especial sementes de chia ou de linhaça, e manteiga de amendoim sem açúcar.

"MASTIGUE" O SUCO. Na medida do possível, ao tomar seu suco verde, tente realizar o movimento da mastigação, pois é a saliva que inicia o processo digestivo. Assim, sempre que lembrar, experimente "mastigar" seu suco. Isso também ajudará a minimizar os gases e o inchaço.

ESPERE FLUTUAÇÕES NO PESO. Durante o processo de desintoxicação, haverá dias em que você talvez ganhe alguns quilos; em outros, vai perdê-los. Isso é absolutamente normal. O peso corporal flutua em decorrência de três fatores: músculos, gordura e água. O músculo é o que mais pesa – por isso, quando malha e desenvolve músculos, você ganha peso. Na realidade, porém, ao desenvolver músculos, você está progredindo, pois o músculo ajuda a queimar gordura o dia todo. No caso das mulheres, devido aos hormônios femininos, a água é a maior causa do ganho de peso. Muitas mulheres ganham de três a cinco quilos de peso em água durante o ciclo menstrual. No caso de algumas, o excesso de sal/sódio "prende" a água aos tecidos corporais, fazendo com que seu peso aumente e elas inchem! Por isso, não se preocupe com flutuações de peso. Se ocorrer ganho de peso semana após semana, aí sim você sabe que tem alguma coisa de errado acontecendo! Além disso, pense em adquirir uma balança que informe o peso e o percentual de músculo, gordura e água no corpo. É ótima para pessoas que se exercitam!

TIRE O TALO DAS FOLHAS. Em alguns lugares, já é possível encontrar folhas, como couve-manteiga e couve, já embaladas, sem o talo. Se não as comprar assim, lembre-se de eliminar os talos de todas as folhas, pois eles alteram bastante o sabor. Gosto de comprar as folhas já sem o caule, quando encontro.

VARIE AS FOLHAS. Todas as folhas têm determinados tipos de alcaloides. Na verdade, os alcaloides estão presentes em quantidades ínfimas, inócuas, mas se você ingerir continuamente o mesmo tipo de folha, semana após semana, pode desenvolver um acúmulo daquele tipo de alcaloide capaz de provocar graves problemas de saúde. Por isso, em uma semana compre espinafre, na outra, opte por couve e, na outra, por alface-romana. Ou compre dois tipos de folhas para uma semana e dois outros tipos para a semana seguinte. O objetivo é fazer um rodízio de folhas nos sucos verdes toda semana. Há várias opções.

USE FRUTAS MADURAS. São mais bem digeridas por causa das enzimas vivas nelas contidas. Se comprar frutas verdes, espere que amadureçam para usá-las no preparo dos sucos.

USE FRUTAS CONGELADAS. Sinta-se à vontade para usar frutas congeladas em vez de frutas frescas. As frutas congeladas são mais baratas e têm o mesmo valor nutricional (às vezes, até mais) das frutas frescas. Além disso, as frutas frescas estragam facilmente, o que não ocorre com as frutas congeladas.

GELO. Se estiver preparando o suco com frutas frescas, use gelo no lugar da água para o suco ficar bem geladinho.

ZELE PELO SABOR. As receitas podem ser ligeiramente modificadas de acordo com o gosto pessoal de cada um. Por isso, sinta-se à vontade para adicionar mais gelo ou mais água se o suco estiver muito espesso para o seu gosto. Você também pode colocar mais estévia no suco, se preciso for. A estévia é um adoçante à base de erva que não causa elevações bruscas nos níveis de açúcar no sangue. É possível também aumentar a quantidade de frutas para adoçar melhor o suco. É importante que o suco seja gostoso, pois isso vai estimular você a dar continuidade à limpeza.

BEBA MUITA ÁGUA. O ideal é beber dois litros de água por dia para ajudar a eliminar as toxinas. Se estiver ingerindo água suficiente, você vai urinar com frequência quando começar esse programa de desintoxicação, o que é bom e normal!

BEBA CHÁS DE ERVAS DESINTOXICANTES. Os chás de ervas são um acréscimo importante à sua limpeza. Não só ajudam a reduzir a fome como também podem auxiliar o processo de desintoxicação. Os chás de ervas que você deve incluir são: camomila, hortelã, chá-verde, dente-de-leão, gengibre, cardo-mariano, sarsaparilla e ginseng. No entanto, minha marca preferida, desenvolvida especificamente para limpeza, é o Detox Tea das marcas Triple Leaf e Yogi. Acrescente estévia a gosto.

DIABETES: OPTE POR FRUTAS COM BAIXO TEOR DE AÇÚCAR!
Os portadores de diabetes precisam monitorar a ingestão de açúcar em todas as refeições. Para essas pessoas, a maior preocupação é o conteúdo de açúcar natural nos sucos verdes. Recomenda-se que elas ou as que sofrem de candidíase usem apenas frutas com baixo teor de açúcar, como maçã, grapefruit, limão, lima, cereja, morango, cranberries, framboesa, goji berries e mirtilo. As frutas com teor de açúcar moderado são: pêssego, laranja, pera, maçã, romã e ameixa seca. As frutas com alto teor de açúcar são: damasco, melão, kiwi, manga, mamão papaya, abacaxi, banana, tâmara, figo, uva-passa e uva. Monitore seus níveis de açúcar ao longo do dia para verificar se estão estáveis. E, obviamente, antes de iniciar a limpeza, procure seu médico e obtenha a permissão dele.

MANTENHA O BOM FUNCIONAMENTO DO INTESTINO. O ideal é que o intestino funcione de uma a três vezes por dia, nunca menos de uma vez ao dia. É absolutamente essencial que o intestino elimine as toxinas do seu organismo durante a limpeza. Se seu intestino não funciona há mais de 24 horas, você pode recorrer a dois métodos para estimulá-lo. Método 1: beba água com sal marinho. Para tolerar o sabor, você pode adicionar duas colheres de chá de sal marinho a 225 ml de água, beber e, em seguida, beber mais três copos de 225 ml de água. Faça isso ao acordar pela manhã, de estômago vazio, e você irá ao banheiro várias vezes nos próximos 30 minutos a uma hora. Método 2: um produto que realmente faz maravilhas para eliminar a matéria fecal compactada nos intestinos é Mag07, que recomendo veementemente. Tome três a quatro comprimidos na hora de dormir e você com certeza irá ao banheiro na manhã seguinte. Muitos de meus pacientes usam Mag07 regularmente para limpeza intestinal.

NÃO PASSE FOME. Faça pequenos lanches entre o horário dos sucos. A limpeza não é uma dieta de fome. Os lanches ricos em proteína são excelentes, entre eles manteiga de amendoim sem açúcar ou ovos cozidos. Opções são hortaliças cruas, frutas e nozes, e sementes cruas, sem sal (coma apenas um punhado).

CUIDADO COM AS FRUTAS. Eu sei, seu sabor se sobrepõe ao das folhas, mas, em excesso, as frutas podem causar elevações repentinas nos níveis de açúcar sanguíneo, causar dor de cabeça e provocar uma sensação desconfortável. Escolha uma fruta nova por dia ou, se necessário, acrescente várias frutas diferentes, em doses mínimas. Embora as frutas sejam açúcar natural, excetuando-se suas propriedades viciantes, o corpo não diferencia entre o açúcar natural e o açúcar rico em frutose. Por isso, não exagere nas frutas!

DESINTOXIQUE-SE DE AMIGOS E FAMILIARES. Às vezes, é preciso desintoxicar-se também das suas emoções, afastando-se dos amigos e familiares que o desestimulam, dizem que você não vai conseguir, que não está pronto para a limpeza, blá-blá-blá. Se algumas pessoas o estiverem desestimulando com mensagens negativas, limite seu tempo de convivência com elas. Não ande com pessoas que lhe dizem que você não pode fazer determinada coisa. Esteja ciente de que, quando iniciar essa limpeza, terá vontade de desistir. É normal. Mas sei que às vezes a única forma de crescer na vida é sentir certo desconforto. De que outra maneira podemos crescer mental, espiritual e fisicamente? Se você escorregar aqui ou ali, tudo bem. Garanto que mesmo saindo dos trilhos em um dia da limpeza, você se alimentará melhor do que nos dias anteriores. Isso, para nós, se chama progresso! Você está no caminho certo da jornada! Desconfortável, irritadiço, inseguro, mal-humorado. E então, um belo dia, a alegria, a energia e a sensação de dever cumprido se instalam. Você não quer se sentir assim?

PREPARE-SE PARA SE SENTIR POUCO À VONTADE. Nos primeiros dias, você vai ficar com fome e vai ficar irritado. Belisque entre a hora de tomar os sucos até seu corpo se ajustar a uma quantidade menor de comida. Você pode fazer pequenos lanches para tapear a fome. No entanto, se beliscar o dia todo, não vai emagrecer tanto. Mas não se preocupe com isso. Você precisa se concentrar e passar por esse processo para ter chance de romper com hábitos alimentares pouco saudáveis. O corpo tem uma capacidade natural de manter seu peso ideal se você se concentrar em ser saudável. Com o passar dos dias, você começará a sentir vontade de comer menos e aprenderá a comer com moderação. Você está treinando seu corpo a adquirir melhores hábitos alimentares. Assim, passe pelo processo, sinta-se pouco à vontade de vez em quando e deixe seu corpo recompensá-lo no final. Muitas pessoas comem por hábito ou tédio – é a chamada fome emocional, não é fome física. É hora de aprender a diferença entre uma e a outra.

SIGA AS DEZ RECEITAS APRESENTADAS PARA A LIMPEZA. Estimulo-o a seguir as 10 receitas específicas apresentadas neste livro. Os 10 dias de receitas foram elaborados para desintoxicação e emagrecimento. Contêm um equilíbrio nutricional de proteínas, carboidratos e gorduras saudáveis. Não use outros líquidos em lugar da água. Por exemplo, a água de coco pode melhorar o sabor do suco, mas também é rica em açúcares naturais. Isso significa que, se você estiver tentando romper o hábito de comer açúcar, a água de coco retardará o processo de eliminação do hábito. Depois de 10 dias, à medida que você der continuidade à sua jornada com sucos verdes, sinta-se à vontade para adicionar outras frutas, óleos, hortaliças e alguns dos superalimentos apresentados neste livro. Você tem a vida inteira para usar sua criatividade com as receitas de sucos verdes.

ORGANIZE UM CADERNO DE RECEITAS DE SUCOS VERDES. Sempre que tomar um suco, anote a receita, atribuindo-lhe uma nota em uma escala de 1 a 10. Assim, você vai montar um caderno com suas receitas preferidas. No Apêndice e na seção de Perguntas mais frequentes, você vai encontrar uma lista de sites com receitas fantásticas que certamente vai querer experimentar depois da limpeza de 10 dias.

CONCENTRE-SE EM SER SAUDÁVEL – O EMAGRECIMENTO VIRÁ EM SEGUIDA. Se estiver fazendo o Detox para emagrecer rápido, saiba que o objetivo não é esse. Pesar-se diariamente é perda de tempo. Você não emagrecerá todos os dias; aliás, em alguns dias pode até ganhar peso, porque durante o processo de limpeza seu corpo passará por um ajuste. Portanto, prepare-se para a jornada! Não perca tempo deixando-se desanimar pelo número que aparece na balança. Não faça da balança sua inimiga! Em geral, as pessoas perdem de quatro a sete quilos durante a limpeza completa. Tudo bem, já houve quem perdesse menos de quatro, mas houve também quem perdesse até 10 quilos! O foco, porém, é ter uma alimentação saudável e uma vida saudável. Avalie seu nível de energia, sua pele, seu sono e sua digestão. Se você se concentrar em emagrecer rapidamente, fará dieta pelo resto da vida. Para mim, chega de dieta! Noventa e cinco por cento das pessoas que emagrecem com a dieta da moda acabam recuperando o peso em três a cinco anos. É preciso mudar seus hábitos alimentares de uma vez por todas. Você vai treinar seu paladar para sentir vontade de comer alimentos saudáveis. Adote um estilo de vida no qual sinta vontade de comer alimentos saudáveis, no qual nunca mais tenha que contar calorias ou controlar o tamanho das porções, e você nunca mais terá que fazer dieta! Concentre-se em ser saudável, e o emagrecimento virá em seguida.

ESPERE SINTOMAS DE DESINTOXICAÇÃO. É importante entender isso; na próxima seção, explicarei detalhadamente o que se deve esperar. Continue lendo.

Espere sintomas de desintoxicação

Algumas pessoas apresentam sintomas de desintoxicação, e sua intensidade dependerá do seu grau inicial de intoxicação. Espere sintomas de desintoxicação; embora possam ser desagradáveis, são sinais de progresso.

Entre os sintomas típicos da desintoxicação estão:

DOR DE CABEÇA, DORES, NÁUSEA. Se você costuma tomar muito café, nos primeiros dias terá dor de cabeça. Talvez apresente também dores físicas, nas articulações ou até náusea. Se a dor de cabeça for muito forte, tome um analgésico, desde que não tenha problema com produtos do tipo.

VONTADE DE COMER. À medida que passa pelo processo de desintoxicação, seu organismo sente vontade de ingerir os alimentos que costumava comer, como carne, laticínios, açúcar e cafeína. Essa vontade de comer pode durar várias horas ou vários dias, mas começará a diminuir à medida que o seu organismo passar a eliminar a sobrecarga tóxica.

FADIGA. Permita-se tempo para descansar durante essa fase de desintoxicação, pois a eliminação de toxinas fará com que você se sinta exausto. Vá com calma e descanse.

DORES MUSCULARES. Você pode sentir dor no corpo, como se fosse pegar um resfriado ou uma gripe. Talvez elimine muco e secreção pelo nariz.

ERUPÇÕES NA PELE. Erupções de pele, ou até acne, são sinais de que o corpo está excretando toxinas pela pele, o maior órgão de eliminação do corpo. Fazendo uma limpeza intestinal, seja pela solução de água com sal marinho ou por meio de ervas para limpeza do cólon (como Mag07), você pode minimizar as erupções na pele.

IRRITABILIDADE. Não comer seus alimentos favoritos pode causar irritação e tédio, por isso, espere certa instabilidade emocional. É bom evitar compromissos sociais nesse período, também.

Se os sintomas da desintoxicação forem fortes demais, simplesmente siga estas orientações:

MODIFIQUE A PROPORÇÃO DE FRUTAS PARA FOLHAS. Comece com 30% de folhas e 70% de frutas, e vá alterando essa proporção ao longo do tempo até consumir mais folhas e menos frutas.

HIDRATE-SE. Beba muita água para auxiliar o processo de limpeza.

ACOSTUME-SE GRADUALMENTE COM A LIMPEZA COMPLETA. No primeiro dia, tome um suco verde no café da manhã e faça refeições leves e saudáveis no almoço e no jantar (saladas grandes). Lembre-se também de evitar açúcar, carnes, laticínios etc. No segundo dia, beba um suco verde no café da manhã e outro no almoço, mas faça uma refeição leve no jantar, como uma salada. No terceiro, você já deve estar pronto para ingerir apenas sucos verdes em todas as refeições. Caso contrário, adote a versão modificada da limpeza durante todo o período de 10 dias.

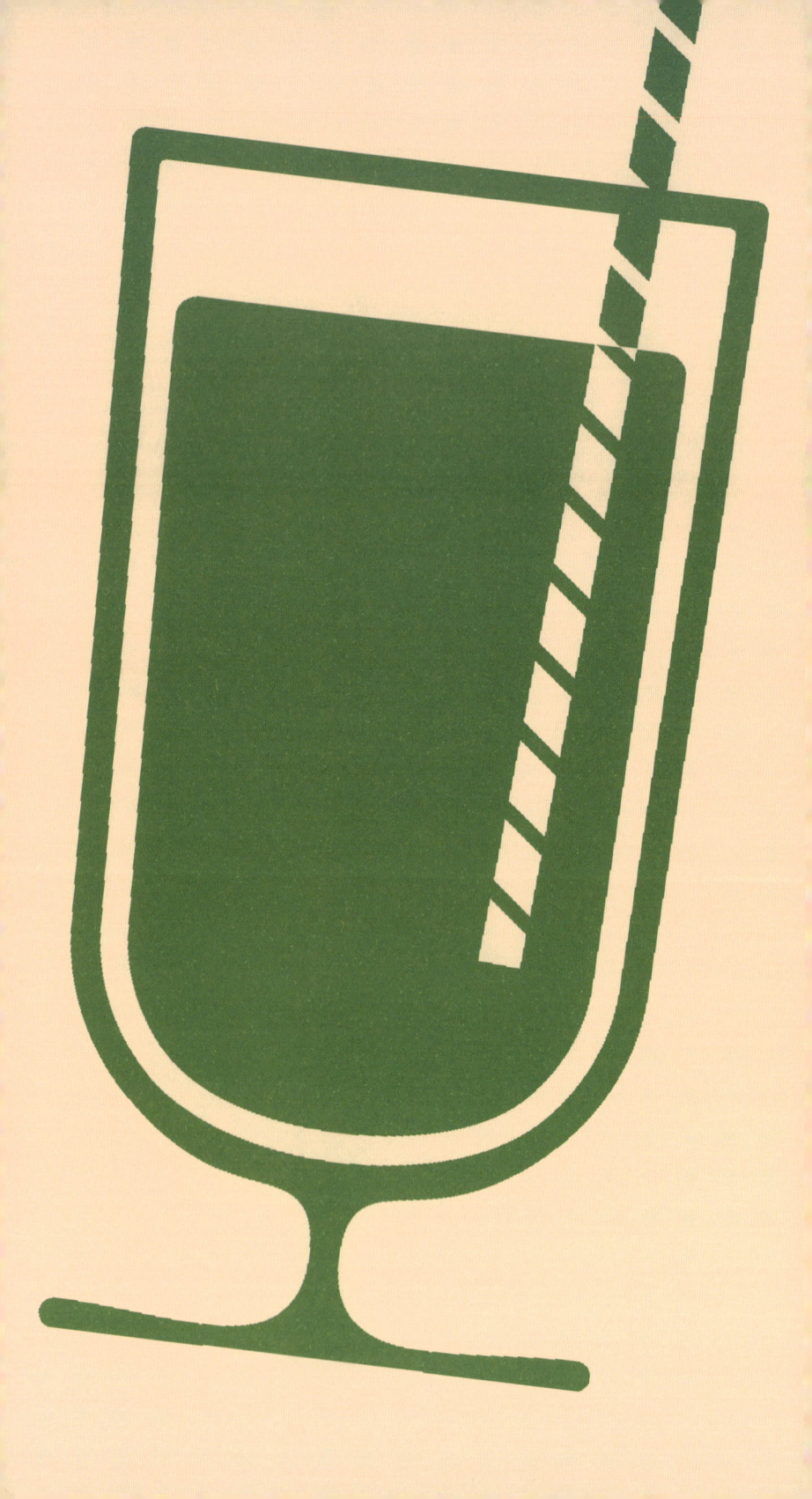

CAPÍTULO **SEIS**

Como continuar emagrecendo depois do Detox de 10 dias

P arabéns por assumir o controle da sua saúde, cuidar do seu corpo e oferecer-lhe o que ele necessita para ser esbelto, saudável e vibrante! Agora, você vai colher os frutos e continuar se beneficiando de um estilo de vida repleto de saúde e felicidade. Lembre-se de encontrar tempo para alimentar também sua alma e seu espírito, proporcionando ao seu corpo o descanso e o relaxamento necessários para manter-se forte e saudável. Saiba que você proporcionou a si mesmo um presente maravilhoso de saúde e bem-estar.

Depois do Detox

Não volte a se alimentar normalmente assim que concluir a limpeza!

Como há um tempo você não ingere os alimentos que comia antes e seu corpo estava realizando uma limpeza, é fundamental que comece a reintroduzir gradualmente os alimentos em sua dieta. Talvez você se sinta tentado a comer muito, mas isso pode ser muito prejudicial ao seu organismo. Leve pelo menos três dias para reintroduzir os alimentos. As saladas são um bom começo. Prepare molhos de salada deliciosos para agradar seu paladar. Continue tomando sucos verdes e ouça o que seu corpo diz para saber quais alimentos funcionam bem para você.

Nos dois primeiros dias após a limpeza, tome um suco verde no café da manhã e, no almoço e no jantar, coma uma salada ou hortaliças sauté. O objetivo é ter uma alimentação bem leve nesses dias. Se você voltar a ingerir comidas mais pesadas rápido demais, vai ficar enjoado e inchado. Acredite! Foi o que aconteceu comigo – fiquei muito inchada! Foi péssimo!

No terceiro dia após a limpeza, você já vai poder tomar um suco verde no café da manhã e fazer refeições leves (uma salada com uma carne saudável, como peixe ou frango) no almoço e no jantar. No quarto dia, já vai poder ingerir alimentos integrais com facilidade, mas continue optando por refeições leves e saudáveis. Você não sentirá vontade de ingerir alimentos pouco saudáveis, por isso deve ser bem fácil seguir essas instruções. Um bom hábito é começar o dia com um suco verde no café da manhã para continuar emagrecendo.

Basta um suco verde por dia, no lugar de uma refeição, para colocá-lo no caminho para o emagrecimento permanente e da saúde. O suco estimulará seu metabolismo e lhe dará mais energia.

Você merece ser feliz, saudável e manter-se em boa forma! É preciso deixar para trás o que tiver acontecido no passado, todas as suas más escolhas. Vislumbre seu futuro, continue seguindo em frente e faça escolhas alimentares que lhe façam sentir-se bem por dentro.

Como continuar a emagrecer depois do Detox

O emagrecimento normal de meio quilo a um quilo por semana é muito saudável! Com esse detox, você terá dado o passo inicial, perdendo de quatro a sete quilos, uma motivação para continuar!

Para continuar emagrecendo aproximadamente um quilo por semana, beba dois sucos verdes por dia e faça uma refeição leve, rica em proteínas. Para continuar emagrecendo cerca de meio quilo por semana, beba um suco verde e faça diariamente duas refeições leves, ricas em proteína. Consulte no Apêndice B uma lista de receitas ricas em proteínas.

Os alimentos "leves" são alimentos naturais, integrais, crus ou orgânicos que o organismo consegue efetivamente digerir e utilizar para produzir energia sem deixar excesso de resíduos ou toxinas no corpo. Entre os alimentos "leves" estão proteínas magras, bons carboidratos e gorduras saudáveis.

Por que incluir proteína nas refeições? A proteína combate a reação exagerada do corpo aos carboidratos, que gera picos de insulina e armazenamento de gordura. A proteína ajuda a proporcionar a sensação de saciedade, impedindo assim que você coma demais ou sinta vontade de comer determinados alimentos. A proteína também ajuda a desenvolver e manter massa muscular, e aprendemos que os músculos queimam naturalmente mais calorias do que a gordura.

A seguir, 10 exemplos de refeições leves e ricas em proteínas:

- Salmão grelhado com salada verde
- Filé magro com batata-doce e hortaliças
- Salmão grelhado com quinoa e hortaliças
- Atum sobre um leito de folhas
- Frango ou carne magra com salada Caesar
- Linguado gigante grelhado com stir-fry de hortaliças
- Frango cozido com batata-doce assada e hortaliças sauté
- Stir-fry de frango com arroz integral
- Filé magro com feijão-de-lima
- Chili de peru

Não recomendo manter o Detox completo por mais de duas semanas seguidas. Depois de uma limpeza/desintoxicação, é preciso dar sempre ao corpo uma folga. Isso também manterá seu metabolismo acelerado, alternando os alimentos que você ingere toda semana. Embora não seja recomendável, se você optar por seguir o Detox completo por mais de duas semanas, deverá acrescentar mais proteína à sua dieta e variar as folhas toda semana!

Uma dieta composta de dois sucos verdes mais uma refeição rica em proteínas por dia é muito saudável e pode ser seguida todos os dias da sua vida. Não seja rígido demais com seu ritual de suco verde, ou você vai se cansar. Pode ser que em determinados dias você sinta vontade de tomar um café da manhã mais substancial, por isso, deixe para tomar seu suco no almoço ou no jantar. Varie!

É importante também manter-se em movimento, mesmo sem frequentar uma academia. Quando falo em manter-se em movimento, refiro-me a usar as escadas, em vez de usar o elevador, sair a pé para comprar comida, estacionar o mais longe possível da entrada do supermercado ou do shopping e aproveitar para dar uma caminhada etc. A prática de exercícios é fundamental para a saúde em geral, uma prática que todos deveriam adotar. Se você se tornar mais ativo, intensificará não apenas os seus esforços para emagrecer como também sua saúde em geral. E movimentar-se não significa necessariamente ir à academia.

Se você não conseguir mais emagrecer

Se o emagrecimento estacionar e você não conseguir mais perder aqueles quilos que deseja (se, em duas semanas, você não tiver emagrecido nem mais um grama), sei exatamente o que tem que fazer: é hora de checar os hormônios. Se aqueles quilos a mais teimam em permanecer mesmo depois da adoção de uma alimentação saudável, provavelmente a culpa é dos hormônios! No meu bestseller *Lose Weight Without Dieting or Working Out*, há dois capítulos que tratam dos hormônios, "Correct Hormonal Imbalances" [Corrija os desequilíbrios hormonais] e "Stop Weight Gain During Perimenopause and Menopause" [Pare de engordar durante a perimenopausa e a menopausa], que explicam os seis hormônios que causam ganho de peso, retardando o metabolismo e impedindo o emagrecimento.

    É essencial entender o papel dos hormônios no processo de engordar e emagrecer. Alguns hormônios dizem ao corpo o que fazer com a comida que ingerimos – usá-la para produção de energia ou armazená-la sob a forma de gordura, o que nos faz engordar. Os hormônios são responsáveis pelo metabolismo da gordura. Controlando os hormônios, você pode controlar seu peso.

    Os hormônios afetam nosso bem-estar, nossa aparência e, mais importante, a manutenção do peso e da saúde. Quando existe um equilíbrio hormonal, desfrutamos de saúde, beleza e vigor. Quando há um desequilíbrio, surgem oscilações de humor, desejo de comer alimentos pouco saudáveis, preguiça e letargia. Os hormônios são fundamentais para o emagrecimento, e seu equilíbrio ajuda a manter a boa forma física e a saúde.

Dicas para emagrecer: Emagreça de maneira SAUDÁVEL E NATURAL

COMA UMA SALADA GRANDE TODO DIA. Inclua diariamente em suas refeições folhas verde-escuras e uma variedade de hortaliças coloridas.

BEBA PELO MENOS UM SUCO VERDE POR DIA. Esse hábito, junto com a salada, proporcionará uma boa dose de nutrição ao seu corpo e afastará a vontade de comer alimentos pouco saudáveis. Se quiser, acrescente proteína, sementes de linhaça, spirulina, óleo de coco e pólen de abelha ao suco para melhorar ainda mais a sua saúde.

ESCOLHA ALIMENTOS QUE SEJAM RICOS EM NUTRIENTES, NÃO EM CALORIAS VAZIAS. Opte por alimentos ricos em vitaminas, minerais, fitonutrientes, fibras e ácidos graxos ômega-3. Junk food contém apenas calorias vazias, sem valor nutricional. Escolha calorias que lhe proporcionem os benefícios nutricionais que ajudem a curar seu corpo e a manter um peso saudável permanentemente.

COMA PROTEÍNA EM TODAS AS REFEIÇÕES. Coma a proteína antes de carboidratos ou gorduras. Você pode também comer a proteína sozinha. Alimentos ricos em proteínas não causam elevações súbitas nos níveis de insulina, por isso é importante ter uma alimentação balanceada e saudável. Sempre que comer um carboidrato, coma também uma proteína. Como regra geral, a quantidade de proteína deve ser a metade da de carboidrato. Por exemplo, se você comer 30 gramas de carboidrato, coma 15 gramas de proteína junto para impedir a elevação da insulina, que faz com que o excesso de gordura seja armazenado no corpo.

EVITE CONSUMIR AÇÚCAR, SAL E GORDURAS DO TIPO TRANS. Esses são os três principais ingredientes que causam ganho de peso. Tente evitá-los a todo custo. Eles não têm valor nutricional e simplesmente fazem mal à saúde. O sal incha e provoca retenção de líquido. A boa nova com relação às gorduras do tipo trans é que a FDA as regulamenta, e agora os fabricantes de comida nos Estados Unidos são obrigados a indicar no rótulo a quantidade presente em cada porção quando a gordura do tipo trans excede 0,5 grama por porção.

LIMITE O CONSUMO DE CARNE VERMELHA A DUAS OU TRÊS VEZES POR SEMANA. A carne vermelha contém grande quantidade de gordura saturada, por isso, tente limitar sua ingestão a duas a três vezes por semana. Opte por aumentar a quantidade de proteína de peixe, aves e hortaliças, como arroz integral, feijão e nozes, que contêm gorduras essenciais benéficas.

COMA PELO MENOS 30 GRAMAS DE FIBRAS POR DIA. Diversos estudos mostraram que as dietas ricas em fibras auxiliam o emagrecimento e conferem proteção contra doenças cardíacas, derrames e alguns tipos de câncer.

FAÇA DE QUATRO A CINCO REFEIÇÕES POR DIA. Você vai emagrecer mais rápido se fizer quatro a cinco refeições por dia, e não apenas três. Experimente comer a cada três a quatro horas – três refeições e dois lanches saudáveis. Sempre que come, você estimula seu metabolismo durante um curto período de tempo; assim, quanto maior for a frequência das suas refeições, mais acelerado ficará seu metabolismo. Comer a cada duas ou três horas alimenta os músculos e impede o acúmulo de gordura.

NA MEDIDA DO POSSÍVEL, OPTE POR ALIMENTOS ORGÂNICOS. Compre alimentos orgânicos, que não levam conservantes químicos, aditivos alimentares, hormônios, pesticidas e antibióticos. Alimentos orgânicos frescos são muito menos tóxicos do que os altamente processados e industrializados/congelados e deixam menos resíduos no organismo.

BEBA MAIS ÁGUA. É um excelente trabalho de desintoxicação do corpo. O segredo, porém, é não beber água nas refeições. Isso dilui as secreções digestivas e torna a digestão menos eficiente. Não beba nada nos trinta minutos que antecedem uma refeição e espere duas horas após a refeição para beber alguma coisa. É impressionante a energia que você terá depois que adotar esse hábito. Além disso, às vezes a sede se disfarça de fome. Portanto, há uma boa chance de, ao beber água, a sensação de fome desaparecer.

TOME CHÁ-VERDE. Experimente trocar o café pelo chá-verde, de preferência, de uma marca que não contenha cafeína. O chá-verde é particularmente útil para reduzir a gordura e o peso corporal, estimular a digestão e prevenir a hipertensão. O chá-verde proporciona inúmeros benefícios maravilhosos, mas, no que se refere ao emagrecimento, ele simplesmente ajuda o corpo a queimar gordura com maior rapidez e eficiência. O chá-verde é melhor do que o chá-preto ou do que o café porque sua cafeína funciona de maneira diferente. O chá-verde aprimora o uso da energia do próprio corpo, aumentando assim a vitalidade e a resistência sem os altos e baixos nos níveis de energia normalmente provocados pela cafeína. Isso se deve à presença de grande quantidade de taninos no chá-verde, que garantem que a cafeína seja levada ao cérebro apenas em pequenas quantidades, o que harmoniza as energias do corpo.

NÃO CEDA À FOME EMOCIONAL. É preciso aprender a diferenciar a fome física da emocional. Se sentir vontade de comer, mas tiver comido há apenas duas horas, na verdade pode estar é tentando mudar de humor. Tente encontrar alguma atividade para se ocupar durante pelo menos uma hora. Programe o despertador para daí a uma hora e beba água. Isso vai acalmar sua mente. Depois, encontre uma forma de manter-se ocupado ou uma maneira de ficar satisfeito durante aquela hora.

Os melhores e os piores
ALIMENTOS PARA QUEM
está tentando emagrecer

A tabela a seguir vai ajudá-lo a identificar quais alimentos deve comer e quais deve evitar para alcançar o peso almejado.

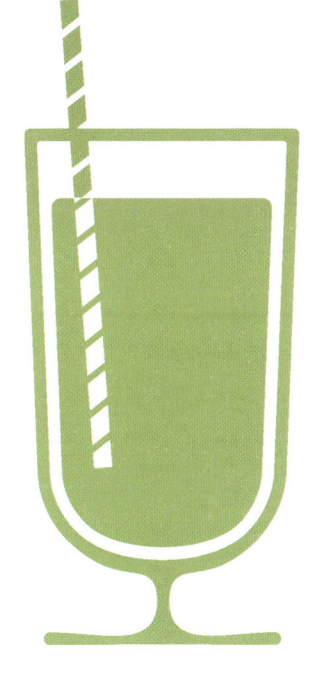

Tipo	Alimentos que você deve evitar (engordam)
Carnes/Peixes	Bacon, carne-seca, carnes muito gordurosas, como costela, bisteca, cachorro-quente, pepperoni, salame, linguiça
Hortaliças	Em geral, todas as hortaliças, fazem bem à saúde; no entanto, se estiver tentando emagrecer, tente evitar batata-inglesa, milho e banana-da-terra
Frutas	Frutas em conserva, frutas desidratadas e snacks de frutas
Grãos (pães, massa, arroz)	Bagels, donuts, arroz branco, massa branca, pão branco, farinha branca
Feijões/leguminosas	Feijão cru, feijão refrito
Laticínios	Leite de vaca integral, queijo, queijo cottage, requeijão e creme de leite; leite condensado, leite em pó, iogurte com frutas
Nozes e sementes	Nozes e sementes caramelizadas
Óleos	Gordura do bacon, gordura do frango, margarina, óleos hidrogenados (gorduras do tipo trans), óleos vegetais
Adoçantes	Açúcar branco, xarope de milho com alto teor de frutose, xarope de arroz integral, açúcar integral, dextrose, suco de fruta concentrado
Temperos e condimentos	Ketchup, maionese, glutamato monossódico, sal de mesa, molho inglês
Lanches	Balas, tortas, chips de milho, donuts, bolos, sorvete, produtos de confeitaria, chips de batata
Bebidas	Refrigerantes, bebidas esportivas, sucos de fruta industrializados, bebidas mistas, cerveja
Métodos de cozimento	Churrasco, fritura de imersão, outras frituras

Alimentos que você deve comer (auxiliam o emagrecimento)

Robalo, lula, mexilhão, siri, bagre, bacalhau, frango orgânico, linguado, haddock, linguado gigante, arenque, lagosta, ostras, sardinha, vieira, camarão, frango sem pele, peito de peru, tilápia, truta, atum, bacon canadense, salmão selvagem

Todas as folhas verde-escuras, aspargo, abacate, brócolis, repolho, couve-flor, cenoura, aipo, pepino, couve, alho, vagem, couve-manteiga, alface, cogumelo, azeitona, cebola, salsa, ervilha, rabanete, pimentão vermelho, abóbora, batata-doce, espinafre, tomate, inhame, abobrinha

Em geral, todas as frutas fazem bem à saúde. No entanto, para quem está tentando emagrecer (ou para os diabéticos), as melhores frutas são as que contêm pouco açúcar, entre elas: amora-preta, mirtilo, cranberries, grapefruit, limão, lima, maracujá, framboesa, morango

Cevada, arroz integral, trigo para quibe, trigo-sarraceno, farinha de coco, aveia (trilhada), quinoa, arroz selvagem

Feijão-fradinho, feijão-preto, feijão-manteiga, fava, grão-de-bico, vagem, feijão-mulatinho, ervilha, lentilha, feijão-de-lima, feijão-branco graúdo/miúdo

Clara do ovo, ovo, leite de amêndoas, leite de coco, leite de cabra, leite de cânhamo, leite de aveia, leite de arroz, manteiga vegana

Nozes e sementes cruas e sem sal: amêndoa, castanha-do-pará, castanha de caju, avelã, macadâmia, amendoim, noz-pecã, pistache, nozes; sementes: sementes de chia, semente de linhaça, semente de cânhamo, semente de abóbora, semente de gergelim, semente de girassol.
Em seguida, as melhores opções são as nozes e sementes torradas e sem sal

Óleo de abacate, óleo de coco, azeite de oliva extravirgem, óleo de peixe, óleo de semente de linhaça, óleo de gergelim

Listados em ordem do melhor adoçante para quem quer emagrecer: estévia, adoçante de Monk fruit (fruta chinesa Luo Han Guo), Xylitol, néctar de agave, mel, açúcar de coco

Vinagre de cidra de maçã, pimenta-do-reino, cardamomo, pimenta-de-caiena, pimenta chili, coentro, canela, gengibre, salsa, alho, noz-moscada, cebola, orégano, alecrim, sálvia, açafrão, tamari, tomilho, cúrcuma

Frutas e hortaliças frescas, pipoca (com pouco sal), manteiga de amendoim/castanha de caju/amêndoa sem açúcar, chocolate orgânico sem açúcar, nozes e sementes, ovos cozidos, iogurte natural, barra de cereais

Água mineral ou destilada, água alcalina, água de coco, sucos feitos na hora, chá-verde, chá-preto, chá de hortelã/outras ervas

Assado, grelhado, pochê, preparado na panela de pressão, assado na panela, sauté, cozido no vapor, stir-fry

Superalimentos que você pode usar nos sucos verdes

Os superalimentos são excelentes acréscimos, capazes de aumentar a quantidade de fibras, vitaminas, minerais e outros nutrientes nos seus sucos. Você pode usá-los depois do Detox de 10 dias, ao incorporar os sucos verdes ao seu estilo de vida.

ABACATE: rico em gorduras saudáveis.

AÇAÍ: fruta repleta de antioxidantes que retardam o processo de envelhecimento.

BABOSA (ALOE VERA): possui propriedades anti-inflamatórias, antibacterianas e antifúngicas.

BROTOS: fornecem grande quantidade de enzimas, pois oxigenam o corpo.

CHOCOLATE AMARGO: rico em antioxidantes, retarda o processo de envelhecimento.

GENGIBRE: tem poderosas propriedades anti-inflamatórias, fortalece a função digestiva.

GÉRMEN DE TRIGO (CRU): alivia os sintomas da TPM/menopausa e contribui para a saúde da pele e dos cabelos.

GOJI BERRIES: ricas em antioxidantes, retardam o processo de envelhecimento.

IOGURTE OU QUEFIR: auxilia a digestão e combate infecções bacterianas.

LEVEDURA NUTRICIONAL: excelente forma de vitamina B-12.

ÓLEO DE COCO: superalimento com poder de queima de gordura que também tem propriedades antivirais e antibacterianas.

ÓLEO DE LINHAÇA: fortalece o sistema imunológico e tem propriedades anti-inflamatórias.

PIMENTA-DE-CAIENA: melhora a circulação e desobstrui as artérias.

PÓLEN DA ABELHA: aumenta a energia e resistência física.

RAIZ DE MACA: aumenta os níveis de energia e favorece a saúde endócrina.

SEMENTES DE CHIA: proporcionam a sensação de saciedade e auxiliam o emagrecimento.

SUCO DE ROMÃ: reduz o colesterol e tem outros benefícios cardiovasculares.

SUCO DE WHEATGRASS (FRESCO OU EM PÓ): alcaliniza as células e eleva os níveis de energia.

Lembre-se

O Detox de 10 dias é um programa de desintoxicação/limpeza, *não* uma dieta. Para emagrecer, seja responsável. Adote o programa no longo prazo, espere flutuações no peso e prepare-se para a jornada. A perda de meio a um quilo por semana é muito saudável. Se você precisar perder 15 quilos, provavelmente vai precisar de 15 semanas, por isso, concentre-se em seguir as diretrizes aqui apresentadas e comprometa-se por quatro meses! Você *vai* alcançar seu objetivo. Concentre-se em *ser* saudável. O emagrecimento será apenas uma consequência.

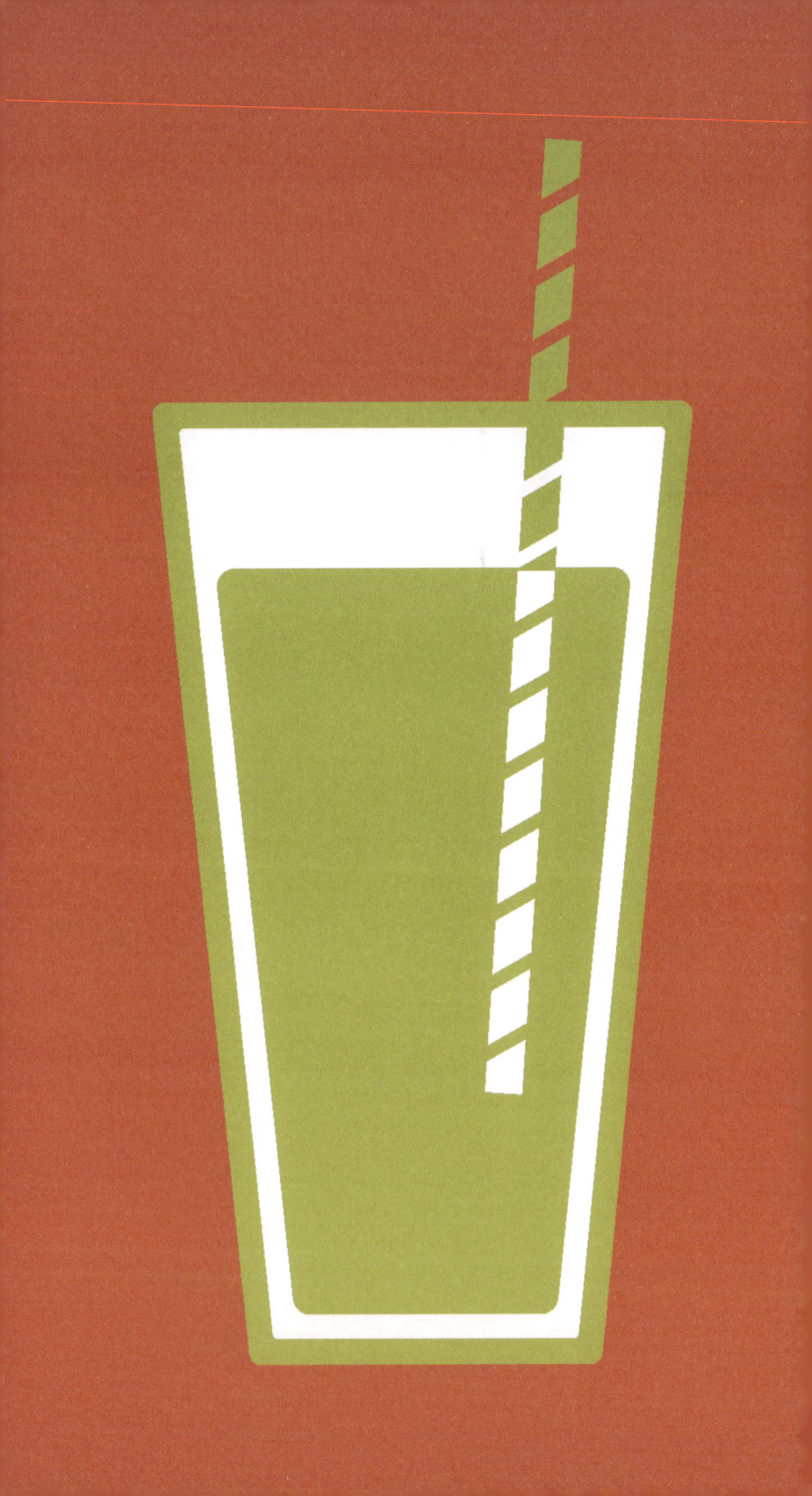

CAPÍTULO SETE

Cinco métodos de desintoxicação para aprimorar seu Detox

Existem diversos métodos de desintoxicação e eliminação das toxinas. (Descrevo 12 maneiras de desintoxicar o corpo para emagrecer e melhorar a saúde no livro *Lose Weight Without Dieting or Working Out*.) A sobrecarga tóxica varia de uma pessoa para outra, e existem muitos fatores em jogo, como suas condições de saúde, peso, metabolismo, faixa etária e a genética. Se quiser aprimorar o processo de desintoxicação e limpeza, aqui estão cinco métodos que podem ajudar a desintoxicar o corpo e auxiliar o processo de limpeza durante ou depois do Detox de 10 dias com sucos verdes.

1. Colonterapia
2. Limpeza hepática
3. Saunas
4. Exfoliação corporal
5. Almofadas e escalda-pés desintoxicantes

Colonterapia

A colonterapia, conhecida também como hidroterapia do cólon, é um método usado para eliminar do intestino os resíduos e a matéria fecal compactada. A primeira máquina moderna para a realização da colonterapia foi inventada há cem anos. Hoje, a colonterapia é realizada por terapeutas e higienistas do cólon.

A colonterapia funciona de maneira análoga a um enema, mas envolve uma quantidade de água muito maior e nenhum de seus odores ou desconforto. Com o paciente deitado sobre uma mesa, uma máquina ou uma bomba injeta água por um tubo inserido no reto. O terapeuta pode usar uma variedade de pressões e temperaturas da água. Enquanto a água está no cólon, o terapeuta pode massagear o abdômen. Em seguida, o terapeuta elimina os líquidos e os resíduos por meio de outro tubo. Esse processo pode ser repetido. Uma sessão pode durar até uma hora.

O cólon pesa, em média, quase dois quilos, mas não é incomum que, na sua limpeza, sejam eliminados até cinco a dez litros de matéria fecal compactada. O cólon pode armazenar grande quantidade de matéria residual que, quando não é eliminada, apodrece, adicionando carga tóxica do corpo. Muitas pessoas com o abdômen distendido podem na realidade ter no intestino vários quilos de matéria fecal compactada. A colonterapia, em alguns casos, pode propiciar uma perda imediata de peso.

Costuma-se acreditar, equivocadamente, que a colonterapia elimina do corpo todas as bactérias, boas ou ruins. Se decidir submeter-se a uma colonterapia, o procedimento eliminará, sim, as bactérias benéficas do cólon, mas apenas temporariamente. Depois que eliminar tudo, as bactérias boas junto com as bactérias ruins, é preciso repor as boas bactérias, os probióticos. O corpo repõe as bactérias benéficas em 24 horas, a não ser que você esteja extremamente doente ou debilitado. Entretanto, é bom sempre tomar um suplemento probiótico depois da colonterapia para repor imediatamente as bactérias benéficas. Um bom terapeuta especializado em colonterapia lhe fornecerá probióticos (bactérias boas) no fim da sessão de colonterapia.

Se você optar por pesquisar a colonterapia e decidir incluí-la em seu processo de desintoxicação, seria interessante realizá-la pelo menos uma vez por semana durante até seis semanas, particularmente quando iniciar a desintoxicação efetiva do corpo. Isso porque você está eliminando toxinas do corpo e, se não forem eliminadas rapidamente, poderão fazer com que os sintomas da desintoxicação se tornem pouco agradáveis. Uma regra geral para decidir submeter-se ou não à colonterapia é o número de evacuações. Se seu corpo está administrando bem as toxinas e os resíduos, por meio de evacuações diárias normais (uma ou duas vezes ao dia), você provavelmente não precisa de colonterapia. Se não evacua todos os dias, talvez seja uma boa ideia realizar a colonterapia para estimular o funcionamento do intestino.

Não existem grandes limitações à colonterapia administrada por um terapeuta especializado e bem treinado. Você não precisa se preocupar com a segurança do procedimento, desde que seja realizado por um colonterapeuta confiável, com uma máquina de boa qualidade.

Para avaliar sua saúde, dê uma olhadinha no fundo do vaso

Aqui está outra maneira simples de avaliar a sua saúde. Por exemplo, fezes negras ou amareladas podem indicar problemas de saúde. Fezes finas demais sugerem a necessidade de consumir maior quantidade de fibras ou indicam algum tipo de desequilíbrio no trato intestinal. Se você sofre de constipação crônica e suas fezes são endurecidas, talvez seja um sinal de que o seu fígado está sobrecarregado. Em caso de constipação crônica ou dificuldade para evacuar durante um período prolongado, procure ajuda médica.

Seus hábitos intestinais o ajudarão a entender o que está acontecendo com seu corpo. A evacuação saudável deve:

- Ocorrer de duas a três vezes por dia, e definitivamente não menos do que uma vez ao dia.
- Não deve apresentar um odor forte, fétido.
- As fezes devem ser amarronzadas, ter a forma de uma banana e ser da grossura de uma salsicha.
- As fezes devem boiar, não afundar no vaso.

Limpeza hepática

O segredo para emagrecer e não voltar a engordar é manter o fígado saudável, em bom funcionamento. O fígado (órgão responsável pela queima de gordura) é nossa principal arma secreta para o emagrecimento. É responsável pela quebra, eliminação e neutralização das toxinas e também pela quebra de gorduras no organismo. Por isso, é essencial realizar uma "faxina" hepática para melhorar a capacidade de desintoxicação do corpo e ajudá-lo a metabolizar e queimar gordura.

Quando o fígado está funcionando com eficiência, é muito mais fácil eliminar as toxinas que estão gerando células de gordura no corpo. Quando há acúmulo de gordura no corpo, em especial na região da cintura e da barriga, é sinal de que o fígado pode não estar funcionando adequadamente ou com eficiência total. Para perder esse excesso de peso, é preciso realizar uma limpeza ou desintoxicação do fígado, o que leva não apenas à redução das medidas como também à perda de peso.

Uma maneira fácil de limpar o fígado é tomar ervas/suplementos, como cardo-mariano, raiz de dente-de-leão e bardana. Essas ervas são totalmente naturais, além de serem muito eficazes para a desintoxicação hepática. Você verá que muitos produtos no mercado misturam essas ervas em um suplemento para que você possa alcançar os melhores resultados. Ao procurar produtos que auxiliem a limpeza hepática, use apenas os que sejam totalmente naturais e não agridam seu organismo. Meus dois suplementos favoritos para limpeza hepática são Liver Rescue, da Healthforce, e Livatone Plus, da dra. Sandra Cabot.

Além disso, uma opção de baixo custo para a limpeza hepática é tomar uma a duas colheres de sopa de vinagre de cidra ou vinagre de maçã diluídas em um copo d'água de 225 ml duas vezes ao dia, de manhã e à noite. Faça isso durante duas a três semanas ou continue até os sintomas de fígado preguiçoso melhorarem.

A limpeza hepática pode ser uma experiência positiva e rejuvenescedora, que proporciona inúmeros benefícios à saúde. Ao melhorar a saúde hepática, você aumenta a capacidade do organismo de se desintoxicar, intensifica sua capacidade de queimar gordura e alcançar a saúde ideal.

Saunas

A pele é o maior órgão de eliminação do corpo, e a sauna ajuda a eliminar, pela transpiração, as toxinas. Adoro sauna, pois sou a favor de tudo que proporcione benefícios à saúde e, ao mesmo tempo, melhore o aspecto também da pele. É como matar dois coelhos com uma cajadada só. Você libera as toxinas, queima calorias e fica com a pele radiante. Tive uma cliente que ficou sabendo dos benefícios da sauna pelos meus telesseminários e descobriu que, eliminando as toxinas na sauna, sua acne melhorou; a melhora ocorreu devido à eliminação das toxinas pela transpiração, e não pela pele, o que causa acne e outras erupções de pele.

Se quiser saber se uma pessoa é saudável, às vezes basta olhar sua pele. Se a pessoa tiver a pele lisa, radiante, há uma boa chance de ela ser muito saudável; erupções, inchaço ou pele seca indicam que o corpo está passando por problemas de saúde. Os especialistas afirmam que uma sessão de sauna pode fazer mais para limpar, desintoxicar e simplesmente "refrescar" a pele do que qualquer outra coisa. Eu, pessoalmente, adoro sauna.

Benefícios da sauna

EMAGRECIMENTO: na sauna, queimam-se de 300 a 500 calorias em 15 a vinte minutos, praticamente o equivalente a uma ou duas horas de uma caminhada acelerada ou uma hora de exercício. A sauna atua positivamente no metabolismo, aumentando sua velocidade e eficiência, o que, por sua vez, auxilia o emagrecimento.

ELIMINAÇÃO DE TOXINAS: o vapor da sauna abre os poros, permitindo que a pele elimine pela transpiração as toxinas causadoras de doença. É por meio da transpiração que o corpo se livra das toxinas e impurezas.

CURA DE DOENÇAS: o calor do vapor causa a elevação da temperatura corporal, o que pode ajudar a matar vírus, bactérias, fungos ou parasitas presentes no corpo.

MELHORA DA PELE: o vapor hidrata a pele, tornando a sauna a vapor particularmente benéfica às pessoas com pele seca.

FORTALECIMENTO DO SISTEMA IMUNOLÓGICO: a elevada temperatura da sauna a vapor causa uma febre artificial, que envia um "alerta" ao sistema imunológico e aumenta a contagem de leucócitos.

RELAXAMENTO MUSCULAR: as altas temperaturas do vapor aquecem e relaxam músculos tensos. Esse relaxamento ajuda a reduzir os níveis de estresse, intensifica a clareza mental e melhora a saúde física e emocional geral.

Na sauna a vapor, a pessoa fica exposta ao calor úmido durante 15 a vinte minutos. Em seguida, toma uma ducha gelada para eliminar as toxinas que foram eliminadas, então sente-se realmente renovada.

Outro tipo de sauna é a sauna por infravermelho, que produz o que se conhece como calor radiante. O calor de uma sauna por infravermelho também penetra mais profundamente, sem o desconforto e a moleza que muitos sentem em uma sauna a vapor convencional. Uma sauna por infravermelho produz dois a três vezes mais volume de suor, e devido às temperaturas mais baixas usadas (50 a 55 graus), é considerada uma alternativa mais segura para pessoas que apresentam risco cardiovascular. Acelera a eliminação de resíduos e substâncias químicas tóxicos que são armazenadas nos tecidos adiposos. A transpiração causada pelo calor profundo ajuda a eliminar as células mortas da pele, melhorando seu tônus e sua elasticidade. O calor produzido nas saunas por infravermelho é extremamente útil para vários problemas de pele, inclusive acne, eczema e celulite. Outro benefício da sauna é a queima de calorias. Estudos mostram que é possível queimar 600 calorias em trinta minutos de sauna por infravermelho. Independentemente de sua preferência – sauna a vapor ou por infravermelho –, saiba que ambas podem causar desidratação, por isso é importante hidratar-se adequadamente antes e após a sauna.

Aqui estão algumas das minhas dicas pessoais para uso da sauna:

- ◆ É importante experimentar diferentes tipos de sauna (a vapor, por infravermelho, seca). Pesquise antes para saber qual mais lhe agrada.
- ◆ Talvez você queira investir em uma sauna a vapor para uso domiciliar. Comprei a minha sauna portátil na Amazon.com por cerca de 200 dólares, bem mais barato do que ir a um clube ou spa toda semana.
- ◆ Para obter os melhores resultados, o ideal é fazer sauna uma a duas vezes por semana.

- Beba bastante água antes e depois da sauna. Bebo água de coco depois da sauna, pois é super-hidratante.
- Se tiver algum problema cardíaco ou se estiver grávida, não faça sauna sem consentimento do seu médico.

Esfoliação

Uma escova de cerdas naturais de javali, que pode ser encontrada em lojas de produtos naturais, é usada na esfoliação regular que alivia a carga sobre o fígado e elimina o excesso de resíduos do corpo. Estimula o sistema linfático, o sistema circulatório secundário sob a pele, responsável pela eliminação de resíduos tóxicos, bactérias e células mortas do corpo. Com a esfoliação, as toxinas são eliminadas do corpo. Sua aplicação dos pés à cabeça com a escova de cerdas naturais, concentrando-se nas regiões de drenagem linfática, como atrás do joelho, melhora a eficiência do sistema linfático como um todo.

A aplicação com firmeza, e ao mesmo tempo delicadamente, da escova sobre a pele auxilia a circulação sanguínea, abre os poros obstruídos e permite que o corpo elimine as toxinas mais rápido. Elimina as células mortas da pele e estimula a renovação celular, deixando a pele mais macia. Se o fígado é o órgão responsável pela queima de gordura, o sistema linfático pode ser considerado o sistema de processamento de gordura. Portanto, a limpeza do fígado e do sistema linfático é essencial para o emagrecimento e a diminuição da celulite.

Para usar efetivamente a escova de esfoliação, tire toda a roupa e comece passando a escova na sola dos pés. Em seguida, passe-a nas pernas, começando pelos tornozelos e subindo em direção à canela, concentrando-se na região atrás do joelho e usando longas escovadas ascendentes, na direção do coração. Em seguida, passe a escova dos joelhos à virilha, passando pela coxa; passe-a também pelas nádegas. Se você for mulher, faça movimentos circulares nas coxas e no bumbum para ajudar a mobilizar os depósitos de gordura, como celulite. (Na verdade, a prática ajuda a diminuir a celulite.) Em seguida, escove o tronco, evitando a área dos seios. Por fim, escove os braços, do pulso em direção aos ombros. O processo todo não deve levar mais de três a cinco minutos e o deixará revigorado. Os melhores momentos para a prática são pela manhã, antes do banho, ou à noite, antes de ir dormir.

Almofadas de desintoxicação e escalda-pés detox

Uma forma rápida e fácil de eliminar as toxinas do corpo. Coloque as almofadas desintoxicantes (detox *foot pads*) na planta dos pés durante a noite, enquanto dorme. Alega-se que os ingredientes das almofadas desintoxicantes ajudam a eliminar as impurezas e toxinas do sistema enquanto você dorme. Pela manhã, tire as almofadas e descarte-as. São úteis para dores, músculos doloridos, dores nas articulações, inchaços e edemas.

O escalda-pés, por sua vez, funciona mergulhando-se os pés em uma solução de água salina composta por diversos ingredientes diferentes que eliminam as toxinas. A atividade iônica da água penetra na gordura corporal, supostamente eliminando as toxinas pelas centenas de poros presentes nos pés. Trinta minutos, em média, é o tempo necessário para um escalda-pés desintoxicante, que custa pouco mais do que as almofadas. Diz-se que o escalda-pés aumenta a mobilidade dos joelhos e cotovelos. É uma opção de medicina alternativa para pessoas que sofrem de dores de cabeça, ósseas e articulares crônicas. Um escalda-pés é muito simples e extremamente relaxante! Normalmente, é oferecido em spas nos Estados Unidos[*]. Quanto às almofadas desintoxicantes, minha marca favorita é BodyRelief Foot Pads, que realmente me ajuda quando tenho dores articulares.

---

[*]Spas nacionais oferecem o tratamento. (N. da E.)

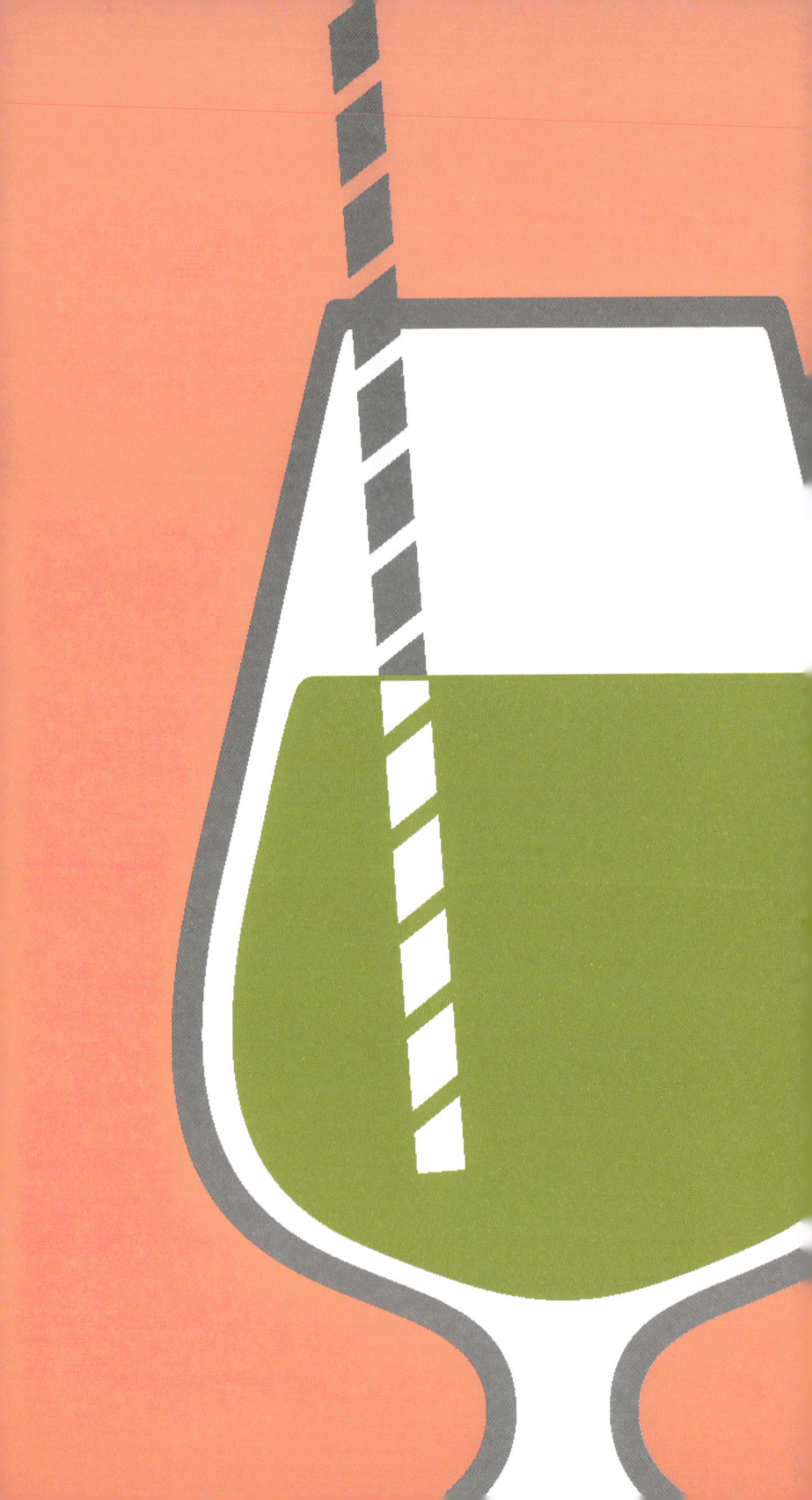

CAPÍTULO **OITO**

Perguntas mais frequentes sobre o Detox de 10 dias com sucos verdes

E se você se sentir muito sobrecarregado durante o Detox completo de 10 dias?

Diante do desafio, não se preocupe. Pode personalizar sua experiência fazendo uma limpeza de cinco dias, por exemplo. Mas é importante viver um dia de cada vez e ver como se sente depois de cinco dias, sete dias ou mais.

Devo tomar meus medicamentos durante o Detox?

Não sou profissional da Medicina, por isso é importante conversar com seu médico antes de iniciar o Detox. Eu não interromperia o uso de medicamentos prescritos.

É importante tomar algum suplemento?

Cabe a você decidir se durante o Detox deve ou não continuar tomando os suplementos vitamínicos que usa. Prefiro não tomar suplementos ao longo do processo.

Por que as folhas não ficam bem batidas?

Coloque apenas as folhas e a água no liquidificador e bata bem, até a mistura ficar bem líquida. Desligue e acrescente os demais ingredientes. Volte a bater até adquirir uma consistência bem cremosa.

Posso me exercitar durante a limpeza?

A prática de exercícios durante a limpeza pode ser benéfica. Caso sinta muito cansaço, descanse! Escute seu corpo; se ele estiver pedindo descanso, repouse. Os melhores exercícios são ioga e caminhada acelerada. Durante o Detox, seja despretencioso nas atividades físicas.

Se não se exercita regularmente no momento (está falando comigo!), comece aos poucos. Dê uma caminhada de 15 minutos hoje e aumente o tempo pouco a pouco nos próximos 10 dias. É sempre melhor não mergulhar de cabeça, forçando-se a dar uma caminhada de uma hora quando você não está acostumada.

Por quanto tempo posso armazenar meu suco?

O ideal seria sempre consumir seu suco no mesmo dia do preparo para obter o máximo de nutrição. Caso esteja muito atarefado ou, por qualquer outro motivo, não puder preparar seu suco para o consumo no mesmo dia pode armazená-lo na geladeira por até dois dias. Uma garrafa de vidro com tampa é uma alternativa segura para guardar os sucos, pois minimiza a oxidação e a absorção de outros odores na geladeira. Além disso, se fazer os sucos na véspera for mais cômodo, ok. O importante é não desistir.

Quantos lanchinhos posso fazer por dia? Qual o tamanho da porção?

Não pense em dieta, pense em limpeza e desintoxicação. Portanto, seu foco não deve recair sobre calorias e tamanho das porções. Não existem regras rápidas e difíceis. Contudo, moderação é importante quando tiver fome. Tentar comer contando calorias e o tamanho da porção não criará mudanças no estilo de vida. Você simplesmente ficará de dieta para sempre. Não sei quanto a você, mas para mim chega de dieta! Noventa por cento das pessoas que emagrecem com uma dieta da moda voltam a engordar tudo de novo em cinco anos. Com o Detox, você mudará seus hábitos alimentares permanentemente, treinará as papilas gustativas a ansiar por alimentos mais saudáveis! Assim, a única advertência diz respeito às nozes e sementes. São gorduras saudáveis, mas são gorduras. Consumidas em excesso, podem afetar adversamente seus planos. Quando comer nozes e sementes, basta um punhado!

Qual a quantidade de suco verde que devo beber por dia?

Antes de batidos, os ingredientes pesam dois quilos. Depois de batidos, são reduzidos a um litro ou 1,4 litro, dependendo do tamanho do liquidificador e da quantidade de água usada. Você pode beber porções de 350 a 450 ml ou tomar golinhos durante o dia quando sentir fome.

E se eu não sentir fome ou não gostar de beber todos os três sucos verdes do dia?

Se não tiver vontade de tomar os três sucos verdes do dia, tome pelo menos dois para garantir a nutrição adequada ao seu corpo. É importante beber um suco verde ou fazer um lanche a cada três a quatro horas para manter o metabolismo acelerado. Você terá vontade de comer menos, mas ainda assim precisa de algum combustível no corpo.

Durante quanto tempo posso fazer o programa completo?

Não recomendo que você faça o Detox completo durante mais de duas semanas seguidas, por vez. No entanto, tomar dois sucos verdes e fazer uma refeição rica em proteína por dia é muito saudável e, por isso, é algo que poderá fazer pelo resto da vida. Se optar por repetir a limpeza completa ou se resolver fazê-la por mais de duas semanas, deve acrescentar mais proteína em sua alimentação e variar o tipo de folha semanalmente.

E se eu sentir vontade de comer?

Se chegar a um ponto em que sente a tentação de interromper o Detox, há algo que poderá experimentar antes. Primeiro, saiba que a tentação passa. Tente preparar aquele suco delicioso, o preferido. Coma aipo ou cenoura em palitinhos ou uma maçã. Coma um punhado de nozes ou sementes – mas só um punhado, pois, embora sejam saudáveis, se consumidas em excesso, nozes e sementes são engordativas. Beba uma xícara de chá refrescante. Nos primeiros dias, isso realmente vai ajudar a afastar a fome. Anseie pelo quinto dia, depois pelo sétimo e depois pelo décimo. O emagrecimento impressionante, aliado à sensação de energia que sentir, compensará a vontade de ceder à tentação de comer alimentos pouco saudáveis. Descanse e não perca o foco. Você pode chegar lá e ficará impressionado com os resultados depois de alguns dias. Imagine-se contando sua história. Saia para dar uma caminhada. Concentre sua energia em alguma atividade que goste de fazer.

E se o meu intestino não estiver funcionando?

Seu intestino deve funcionar de uma a três vezes por dia, e nunca menos de uma. É fundamental que o intestino trabalhe para eliminar as toxinas durante a limpeza.

Após 24 horas desde o início da limpeza e seu intestino ainda não tiver funcionado, existem dois métodos para estimulá-lo. Método 1: beba água com sal marinho sem iodo. Para tolerar o sabor, você pode beber duas colheres de chá de sal marinho em 225 ml de água e beber mais três copos de água de 225 ml imediatamente a seguir. Faça isso assim que acordar, de estômago vazio, e seu intestino vai funcionar várias vezes daí a trinta minutos ou uma hora. Método 2: um produto que funciona maravilhosamente na eliminação de matéria fecal compactada é o suplemento Mag07, que recomendo veementemente. Tome três a quatro comprimidos na hora de dormir e na manhã seguinte seu intestino com certeza vai funcionar!

Por que minhas fezes estão esverdeadas?

Não entre em pânico! É absolutamente normal e inócuo. O que você vê é clorofila (responsável pela cor verde das plantas), e isso é bom. Com o tempo, à medida que seu corpo for se ajustar ao aumento das folhas na sua alimentação, suas fezes voltarão à cor normal, marrom.

Posso beber café durante o Detox?

O objetivo do Detox é oferecer um descanso ao seu corpo. A cafeína sobrecarrega a suprarrenal, por isso é importante fazer uma pausa em seu consumo. Além disso, o café é ácido. Com a limpeza, você conduz o pH a um estado mais alcalino, algo essencial à saúde. O café interromperá o processo de levar o corpo a um estado alcalino. Além disso, irrita o intestino. Interrompa agora. Se for absolutamente necessário, tome uma xícara de chá-verde. No entanto, o chá-verde também contém cafeína. O melhor é não consumir bebida alguma que contenha cafeína.

Para os realmente dependentes do café, o mais difícil da limpeza talvez seja exatamente isso. Uma dica: nos dois primeiros dias, experimente beber uma mistura de café e café descafeinado, na proporção 50/50. Nos dois dias seguintes, experimente tomar apenas o café descafeinado. Daí por diante, nos dias seguintes, elimine o café. Isso auxiliará a supressão gradual do café, para que você não sinta dores de cabeça tão fortes durante o Detox. Além disso, existe um café delicioso à base de ervas, sem cafeína, feito pela Teeccino! E fique à vontade para beber chás de ervas na quantidade que desejar.

Uma boa medida seria fazer a supressão do café durante a semana que antecede a limpeza. Talvez você sinta dor de cabeça ou até mesmo dor no corpo nos primeiros dias, se costuma beber café regularmente. Repito, é seu corpo reagindo ao Detox. É muito normal sentir certo mal-estar nos primeiros dias. Considere isso um sinal de que o processo funciona.

Posso usar agave ou mel, no lugar de estévia, no preparo dos sucos?

Pode usar agave, desde que com moderação, mas o melhor adoçante para quem quer emagrecer é a estévia. Ao analisar os adoçantes, é importante avaliar se eles causam picos na insulina, pois isso determina em que medida causarão armazenamento de gordura no corpo. A classificação do índice glicêmico (IG) dos alimentos varia com sua capacidade de gerar picos de insulina. O IG da estévia é 0 (o ideal). O do agave é 20. O do mel é aproximadamente 30. O do açúcar mascavo e o do bruto é 65.

E o do açúcar refinado é 80. Isso nos dá uma ideia de seu efeito. Tenho quatro amigas que usam diferentes marcas de estévia, e sei que o sabor de uma marca é diferente do da outra. Se você acha que não gosta de estévia, talvez precise apenas experimentar outra marca.

O Detox é seguro?

É importante consultar seu médico antes de começar. É pouco provável que o consumo exclusivo de frutas e hortaliças por um período de duas semanas ou menos possa ser prejudicial. Não só é seguro comer grande quantidade de alimentos de origem vegetal como também isso pode prolongar a vida. Frutas e hortaliças batidas no liquidificador têm propriedades purificadoras, por isso existe a possibilidade de você apresentar alguma reação à medida que seu organismo é desintoxicado. Quanto maior o acúmulo de toxinas, maior a chance de isso ocorrer.

Onde podemos aprender mais sobre sucos verdes e consultar outras receitas?

Este livro contém mais de cem receitas de sucos verdes destinados a diversos objetivos de saúde e de beleza. Meus livros e sites favoritos sobre sucos verdes são:

- *A revolução do suco verde*, de Victoria Boutenko
- www.SimpleGreenSmoothies.com
- www.GreenThickies.com

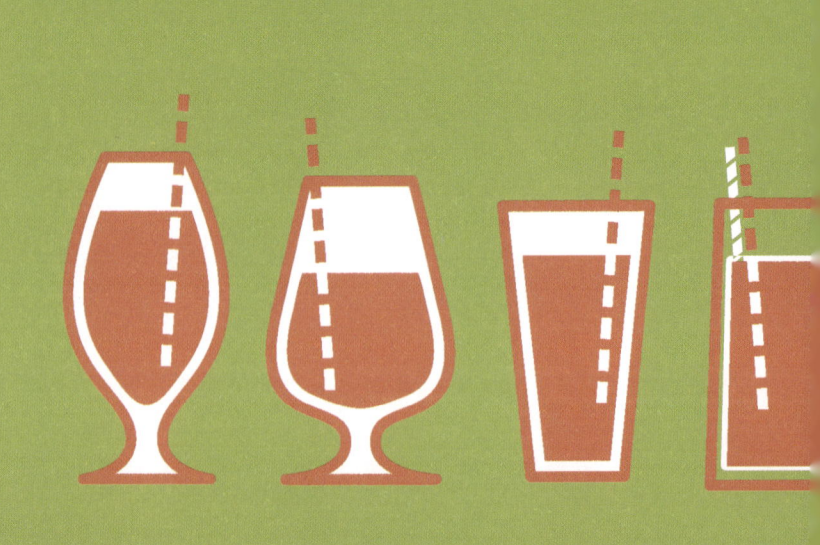

CAPÍTULO **NOVE**

Depoimentos

Aqui estão apenas algumas impressões de quem fez o Detox de 10 dias com sucos verdes

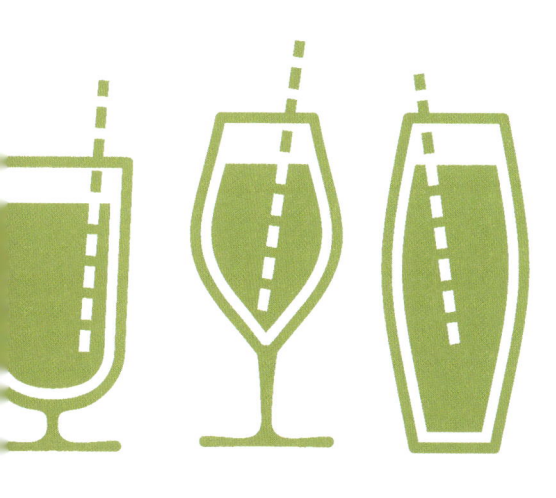

"Ontem cheguei ao meu décimo dia. Perdi sete quilos ao todo. Viva! Esse detox foi uma bênção. Durante esse curto período, aprendi muito sobre meu corpo e sobre a importância de uma alimentação saudável. Estou ansiosa para iniciar um novo estilo de vida, mais saudável, e uma jornada positiva rumo ao meu peso ideal."

– Nicole F.

"Décimo dia!!!! Animadíssima com as conquistas!!! Perdi mais de seis quilos!!! É impressionante, com certeza espero repetir. Obrigada JJ! Estou recuperando o controle da minha vida e é fantástico!!!"

– Mya B.

"Cheguei ao décimo dia ontem e tenho o prazer de informar que perdi ao todo... (tchan tchan tchan tchan) seis quilos!!! Obrigada, meu Deus. Estou ótima e muito agradecida a JJ Smith por nos manter informadas, estimuladas e preparadas para esse desafio! Era justamente o que eu precisava para começar, abriu meus olhos para o efeito maravilhoso dos alimentos naturais e crus. Não vou mentir, no início eu estava cética e não esperava nenhuma grande mudança, mas agora tornei-me adepta. Alimentos verdes = energia, e certamente vou dar continuidade ao plano, adotando agora a versão modificada. Deus abençoe a todos vocês, e cuidem de seus templos, meninas!"

– Felicia B.

"Hoje estou no décimo dia e perdi ao todos sete quilos. Estou em êxtase! Devo admitir que os três primeiros dias foram um desafio para mim, mas daí em diante tudo foi ficando mais fácil. Estou muito orgulhosa de mim!"

– Ethel W.

"Adivinha que dia é hoje? O décimo, meu bem!! Estou aqui... Puxa, não pensei que fosse conseguir, mas continuei dizendo a mim mesma: você consegue. Perseverança... Cheguei ao último dia do Detox de 10 dias com sucos verdes. Para mim, foi um desafio, e foi muito mental, pois não acreditava conseguir funcionar sem comer carne. Hoje me sinto muito melhor física e mentalmente. Concluí a limpeza perdendo ao todo... (tchan, tchan, tchan, tchan) mais de oito quilos. Gostaria de agradecer a JJ Smith por compartilhar conosco o plano."

– Felicia E.

"Hoje é o décimo dia, e devo dizer que esse foi o começo de um ano maravilhoso. Perdi ao todo mais de seis quilos e quase oito centímetros de cintura. Minha energia aumentou e minha mente está mais aguçada. Adoro essa energia que tenho. Consegui fazer muita coisa. E essa é uma transformação para o resto da minha vida.

– Chantel R.

"Chegou o décimo dia para mim e estou muito satisfeita com os resultados... Emagreci nove quilos. Aos 55 anos, se eu consegui, você também vai conseguir. Continuarei a estimular todos e, mais uma vez, obrigada, JJ!"

– Freda H.

"Ontem foi o décimo dia para mim e eu quis esperar até hoje de manhã para me pesar. Emagreci ao todo... (tchan tchan tchan tchan) seis quilos. Continuarei o plano, na versão modificada. Estou ansiosa para ir ao médico, no final do mês; ele vai ficar satisfeito com os quilos a menos."

– Shelly B.

"Uau! Finalmente, chegou o décimo dia! Pesei-me hoje pela manhã, de olhos fechados, rsrsrs. Emagreci sete quilos: pesava 90 quilos quando comecei, hoje tenho 83. Foi um desafio, mas o resultado é maravilhoso! Houve momentos em que eu comi algo para me livrar da dor de cabeça, mas não desisti. Além disso, no dia 9 realizei uma colonorterapia, acho que ajudou bastante!!!"

– Chablis F.

"Hoje é o décimo primeiro dia. Estou animadíssima!!!! Perdi quase seis quilos! ISSO! Obrigada a todos pelo estímulo, em especial a JJ Smith. O *Detox de 10 dias com sucos verdes* é excelente. Minha jornada não terminou. Iniciei hoje a versão modificada e comecei o chá, depois sucos verdes e uma salada no almoço. Ah, minha pressão arterial diminuiue tenho mais energia. Yes!!!

– Shonda R.

"Décimo dia, o que posso dizer? Décimo dia... Nem acredito que não comi nada sólido além de maçã e ovo cozido (se é que podemos considerar isso comida sólida) durante dez dias inteiros, sem adoecer nem entrar em coma. Eu adoro COMER. Estou me sentindo ótima e muito orgulhosa de mim por ter chegado ao fim do décimo dia e ter perdido, ao todo, mais de sete quilos!!! Não tirei minhas medidas, por isso não sei quantos centímetros perdi, mas minhas roupas são testemunhas de que eu me sinto ÓTIMA! Agradeço muitíssimo a JJ Smith por ter me apresentado à vida com sucos verdes, permitindo que eu desse o pontapé inicial para uma vida saudável."

– Arlisa B.

"Hoje é o décimo primeiro dia e tenho o prazer de revelar que perdi oito quilos! Uau! Sem falar que minha vontade de comer porcaria praticamente desapareceu. Foi fácil comparado a outras mudanças no estilo de vida e proporcionou-me, de longe, os maiores benefícios.

– Gabrielle C.

"Este é o décimo primeiro dia para mim, o que significa... hora de subir na balança. (Que rufem os tambores!) Perdi cinco quilos e vinte centímetros nas medidas. Estou ótima e me sinto abençoada. Consigo até dar um salto-mortal com toda energia. Aparento ser saudável e assim me sinto.

– Mia M.

"Hoje é o décimo primeiro dia para mim, e perdi mais de cinco quilos! Tentei... fiz... vi... experimentei. Para mim, não tomar um gole de café durante o dia é um milagre, que dirá durante dez dias! Perdi mais de cinco quilos. Até meu filho de cinco anos notou: 'Mamãe, você está diferente.' Continuarei até ter alcançado o peso ideal e voltar a ser o que eu era!"

– Annette A.

"Precisei ir ao médico ontem por conta de uma lesão no joelho ocasionada por uma queda no trabalho. A boa nova, porém, é que perdi quase cinco quilos. Eu estava com 112 quilos em novembro, agora estou com 107, e minha glicose, que em geral era totalmente descontrolada, variando entre 250 e 400, estava em 78. Meu médico ficou muito satisfeito, e eu também. Quer que eu mantenha a versão modificada; concordou que está me ajudando muito. Preciso dizer que adoro os sucos, e embora na verdade não possa variar muito as frutas por casa do diabetes, adoro. Bem, vou mantendo vocês informados."

– Renee D.

"O Detox de 10 dias com sucos verdes chegou ao fim oficialmente. Emagreci seis quilos. Comecei há dez dias, pesando cem quilos. Hoje, estou com 94 quilos.

– Ruth C.

"Tenho o prazer de revelar que o décimo dia terminou ontem, com uma nova atitude. Meu nível de energia finalmente aumentou e estou dormindo e descansando melhor. O que tenho mesmo vontade de comer é um pratão de salada, rsrsrs! Emagreci sete quilos, viva! E isso é só o começo. Estou animadíssima!"

– Lina C.

"Manhã do décimo primeiro dia, perdi seis quilos!!! Essa limpeza transformou a minha vida. Tenho hoje mais energia do que jamais tive na vida e minha pele brilha. Nunca consegui 'dormir como um bebê' como muitos relatam aqui, mas não tenho mais preguiça ao me levantar pela manhã depois de quatro ou cinco horas de sono (uma norma para mim)."

– Demetria M.

"Deus seja louvado, cheguei ao meu décimo dia. Tenho a satisfação de anunciar que perdi mais de seis quilos. E não vou parar por aqui. Continuarei minha jornada rumo ao emagrecimento e um estilo de vida mais saudável."

– Geraldine C.

"Concluí ontem o décimo dia; emagreci seis quilos e perdi quase nove centímetros de cintura. Quero agradecer por ter a determinação de concluir essa limpeza com sucos verdes. Depois que comecei, estava decidida a chegar ao fim. Minha família esteve ao meu lado o tempo todo, e sou grata por isso. Agradeço bastante a JJ Smith pelas informações que transformaram minha vida para sempre. Não sinto mais a lassidão que sentia antes de iniciar o Detox e minha saúde melhorou! Daqui para frente, continuarei a me alimentar de modo mais saudável. Obrigada a todos pelo apoio!"

– Tracey W.

"Quero anunciar a todos que, até o sexto dia, eu havia perdido seis quilos e cinco centímetros de quadril e cinco centímetros de cintura... No décimo dia, informarei quanto emagreci. Obrigada por me apresentar a esse método de limpeza. Vou divulgar."

– Donna J.

"Cheguei ao décimo dia, e meu corpo reagiu eliminando quase oito quilos! Obrigada, JJ Smith. Esse grupo é o máximo... e você é uma bênção!"

– Michelle G.

"Que dia é hoje? Que dia é hoje? Não é quarta-feira, é o décimo dia para mim!! Consegui! JJ, você é um verdadeiro anjo, obrigada por ser generosa e dividir seus conhecimentos comigo e com os que querem ser saudáveis! Gostaria de incentivar quem está iniciando o Detox de 10 dias com sucos verdes: embora ninguém possa voltar no tempo e começar do zero, qualquer um pode começar agora e reescrever um final feliz! Ah, esqueci de dizer... tchan tchan tchan tchan... Perdi ao todo seis quilos!! Opte pelo verde e fique saudável!"

– Brenda W.

"Ontem foi o décimo dia do meu Detox de 10 dias com sucos verdes, e devo admitir que não foi fácil, mas eu consegui! E tenho o prazer de anunciar que perdi seis quilos!!!! Comecei com 84 quilos e hoje estou com 78! Obrigada JJ Smith pelo convite e por nos ensinar a ser mais saudáveis!"

– Victoria G.

"Décimo dia para mim, perdi seis quilos. Estou muito feliz, sinto-me ótima. Vou continuar com a versão modificada, incluindo refeições leves e saudáveis."

– Natasha M.

"O décimo dia é como a manhã do dia de Natal. Eu estava ansiosa para ver quanto havia perdido. Como disse a boa nutricionista, a expectativa era emagrecer entre quatro e seis quilos. Consegui. Estou satisfeita em anunciar que, no décimo dia, estou seis quilos mais magra, mais feliz, energizada, com a mente mais aguçada; além de tudo, livre da cafeína. Eu era a rainha do cafezinho, mas agora não sou mais. Rezo para que tenha força para continuar e não cair em tentação. Sinto que sou capaz. Agradeço o apoio.

– Liz P.

"Você vai amar as mudanças que esse Detox provocará. Estou me sentindo ótima. Tenho muita energia. Perdi quatro quilos. Sempre sofri de prisão de ventre, mas agora consigo ir ao banheiro sem precisar tomar remédio. Continuo a fazer o jantar do meu marido todo dia – em geral, filé, frango frito, peixe frito, purê de batata, batata frita, pão etc. Não entendo esse Detox, e se não a tivesse experimentado, diria que era uma grande mentira. É um mistério, mas um bom mistério. Nunca consegui seguir uma dieta. Sou uma nova pessoa... Pretendo fazer a versão modificada depois do décimo dia."

– Carla S.

"Nossa!! Estou no terceiro dia, continuo fiel ao que diz o livro e já perdi quatro quilos. Isso mesmo, quatro quilos. Uau! Estou ótima!

– Olga T.

"Passei na frente do espelho e dei uma olhadinha. Minha barriga desapareceu!! E olha que há duas semanas, estava bem ali (rsrsrs). Cheguei a chorar. Depois dancei... e estou dançando e digitando essa mensagem neste exato momento!!! Yes!!!!

– Natasha W.

"Cheguei ao fim do Detox de 10 dias com sucos verdes!! Perdi mais de quatro quilos e 19 centímetros de medidas. Inicio agora o Dia 1 da versão modificada, acompanhada de exercícios!!"

– Nichole W.

"Cheguei ontem ao décimo dia! Perdi mais de cinco quilos e mais de trinta centímetros de medidas e estou me sentindo ótima! Ia trabalhar com um suco na mão. Comia uma salada no almoço e agora sei o que é ter uma alimentação saudável; no almoço, eu simplesmente dizia não às opções gordurosas, rsrsrs! Obrigada, JJ."

– Denise B.

"Hoje é o décimo primeiro dia e (que rufem os tambores!)... perdi cinco quilos e meu marido perdeu sete!!!! Agora vamos continuar com a versão modificada e uma alimentação mais inteligente."

– Carla D.

"Hoje é o quinto dia e estou ótima! Ontem foi um dia bastante difícil para mim. Até agora, perdi 4,5 quilos. Estou entusiasmada. Ao me aproximar do sexto dia, começo a ver a luz no fim do túnel. Sei que vou concluir esse Detox com sucesso!"

– Lalita W.

"Bem, hoje é meu décimo dia – consegui! E pensar que dez dias atrás eu estava preocupada com a possibilidade de não chegar ao final. Com certeza vou manter os sucos verdes como parte de uma rotina saudável. Agora, meu corpo não dói mais quando ando, não preciso mais tomar analgésicos e me levanto de manhã sem nenhum problema. Adoro esse novo eu. Penso em entrar para uma academia ou contratar um personal trainer. Ah, e emagreci cinco quilos essa semana."

– Tonya A.

"Nono dia! Seis quilos a menos, estou ótima!! Que droga, não tirei minhas medidas. Bom, estou descansada e isso é ótimo. Mas meu objetivo é emagrecer quilos até a manhã do décimo primeiro dia. Vamos em frente!!!"

– Nakia B.

"Essa limpeza é simplesmente maravilhosa. Estou no sexto dia e já perdi mais de cinco quilos. Espero poder parar de tomar remédio para pressão em breve."

– Jessica L.

"Meu marido e eu chegamos ontem ao décimo dia!!! Foi incrível! Perdi mais de cinco quilos e meu marido perdeu um pouco menos. Gostamos tanto que resolvemos incorporar os sucos verdes à nossa rotina. Acabo de preparar dois litros de suco verde para tomarmos amanhã.

– Lisa B.

"Cheguei hoje ao décimo dia! Tenho muito orgulho em anunciar que conquistei a 'primeira rodada' da limpeza com sucos verdes. Visitei hoje a minha equipe de médicos e todos me cumprimentaram por ter perdido mais de cinco quilos!! Palmas para nós – vivendo em um corpo mais forte e mais saudável!!!
— Darlene B.

"Sinto-me superfantástica neste dia de hoje, 4,5 quilos mais leve, com vários centímetros a menos de circunferência, mais ágil e mais flexível, mais equilibrada, com maior capacidade de concentração, vibrante, cheia de energia, bem-humorada, sentindo-me capaz! Menos inflamação e, se necessário, pronta para encarar mais 10 dias. Lidar com os sintomas da fibromialgia crônica não é fácil e, às vezes, muito cansativo, mas estou de volta à luta! Quem sabe ainda não ganho esse campeonato? Com essa conquista e a experiência que adquiri, aceito audaciosamente não apenas o que aprendi, mas o que estou tentando ser! Um eu melhor – o eu que eu deveria ser!"
— Edith B.

"Terminei ontem a limpeza. Não cedi a tentações, não incluí lanches, não usei estévia e, em alguns dias, usei proteína em pó. Pratiquei exercícios de vez em quando (rsrsrs). Apesar de não estar me exercitando como eu gostaria, estou orgulhosa da disciplina com que me dediquei a essa limpeza. Perdi ao todo 4,5 quilos, sete centímetros de cintura e cinco de quadril. Vou continuar com a versão modificada até alcançar o objetivo desejado. Sinto-me vibrante, energizada e limpa por dentro!!!"
— Davina P.

"Minha filha e eu concluímos ontem o décimo primeiro dia da limpeza e tenho o orgulho de dizer que nós duas perdemos mais de cinco quilos. Muito obrigada por tudo. Foi muito bom para nós poder entrar em forma novamente e com boa saúde."

– Aneesh B.

"Estou ótima. Consegui terminar meu Detox de 10 dias e perdi cinco quilos!"

– Victoria C.

"Hoje é o décimo primeiro dia, o início da versão modificada da limpeza. Perdi ao todo 4,5 quilos e cinco centímetros de cintura (pelo menos um tamanho a menos no manequim), quadris, coxas e tórax. Preciso perder uns dois quilos para chegar ao peso ideal! Estou feliz com os resultados; agora começa o trabalho de manutenção. Alimentação saudável é uma transformação de estilo de vida!"

– Tavia M.

"Bom, pessoal, hoje é o dia da formatura; cheguei ao décimo dia. Estou comprometida a fazer a versão modificada, com dois sucos ao dia, até sabe-se lá quando; neste exato momento, estou animadíssima e motivada a ir adiante. Emagreci 4,5 quilos e uso roupas com menos dois números."

– Deborah C.

"Resolvi subir na balança porque meu filho de 12 anos me disse que minha aparência, principalmente minha barriga, estava diferente e... (tchan tchan tchan tchan): perdi ao todo cinco quilos em seis dias. Uh-uhh!"

– Shatoria A.

"Nono dia para mim. Levo comigo meus dois sucos e lanchinhos quando saio de casa. Evitei a balança hoje para me preparar para meu grande final amanhã. Até o oitavo dia, eu havia emagrecido quase sete quilos, vamos ver quantos terei perdido ao todo até o décimo dia. Tenha um excelente dia verde e coragem a todos – sim, nós podemos!"

– Arlisa B.

"Pessoal, vou contar os motivos da minha animação... Tive problemas graves de pressão, algo que os médicos chamam de hipertensão maligna estágio 2, e, mesmo com o uso de medicamentos, não conseguia controlá-la. É hereditário, de família, e tomei um susto enorme no mês passado, quando o meu médico me disse, literalmente, que eu era uma bomba-relógio ambulante prestes a explodir com um ataque cardíaco, aneurisma ou derrame. Preciso medir minha pressão diariamente, registrá-la e enviar para o meu médico. Minha pressão estava acima de 200/100, meu pulso acelerado, mais de 100. Eu tinha dor de cabeça, nos olhos e vários outros sintomas. Foi assustador inclusive ao pensar que, um ano e meio antes, sobrevivi a um câncer, o que, em si, é bastante assustador. Digo isso porque hoje, ao medir minha pressão antes de tomar suco verde e os medicamentos matinais, estava em 128/89 e meu pulso em 74. Nos quatro últimos dias, minha pressão estava bastante baixa. Eu sabia que deveria fazer mudanças por causa do que passei, e fiz isso com a ajuda de JJ Smith (o livro e suas orientações). Uma alimentação saudável pode modificar muita coisa na sua vida."

– Stacie J.

"Acabo de concluir o décimo dia do Detox e tenho a alegria de informar que emagreci cinco quilos e, como diria James Brown: 'I feel good´ (Estou ótima)."

– Renee T.

"Estou no décimo dia, emagreci 4,5 quilos e me sinto ótima. Foi um processo maravilhoso, que pretendo seguir rumo a uma vida melhor e mais saudável. Parabéns a todos. Continuem firmes!!!"

– Samantha G.

"Hoje é o nono dia e estou muito bem!!!! Amanhã será o décimo dia e vou comemorar muito... por quê?... porque concluí o que comecei, sem falar que perdi 4,5 quilos na versão modificada. Se você tiver saído dos trilhos, volte. Vamos lá, seja saudável, você consegue, ou mantenha-se firme – continue esse trabalho fantástico!"

– Tiffany D.

"Estou hoje no décimo dia e me sinto ótima. Pronta para seguir em frente e adotar a alimentação saudável como um estilo de vida: Perdi quatro quilos e dez centímetros de busto, quadris e cintura, ao todo. Só comecei a me exercitar depois do segundo dia e sei que comi mais nozes do que deveria comer. Na verdade, dei uma escorregada na terceira noite – belisquei bastante uma pizza de queijo. Acredito de verdade que você iniciou um movimento que é necessário para as pessoas, e rezo para que Deus a abençoe porque sei que não precisava fazer isso. É isso que eu chamo de integridade! Continue fazendo o que vem fazendo, irmã – as pessoas estão de olho."

– Tunisia S.

"Décimo dia, menos 4,5 quilos!!! Foi a melhor coisa que eu poderia ter feito por mim mesma. Estou orgulhosa de mim porque não saí dos trilhos. Notei que minha pele está mais clara, mais brilhante. Hoje vou me exercitar!"

– Natasha M.

"Perdi 40 centímetros de medidas! Estou animadíssima!!!"

– Cee M.

"Estou no sexto dia e já perdi quatro quilos. Agora acho que vou conseguir. Estou adorando os resultados e pretendo continuar assim."

– Beverly A.

"Estou animada. Hoje é meu quarto dia. Decidi checar a balança de manhã e descobri que estou 4,5 quilos mais magra. Viva!"

– Stephanie S.

"Estou me preparando para iniciar o terceiro dia e sei que JJ Smith disse para não nos concentrarmos na perda de peso, mas não consegui me conter. Hoje eu me pesei pela manhã e descobri que havia emagrecido... Isso mesmo, perdi mais de três quilos. Estou ótima, me sentindo renovada, pronta para seguir adiante!"

– Janice D.

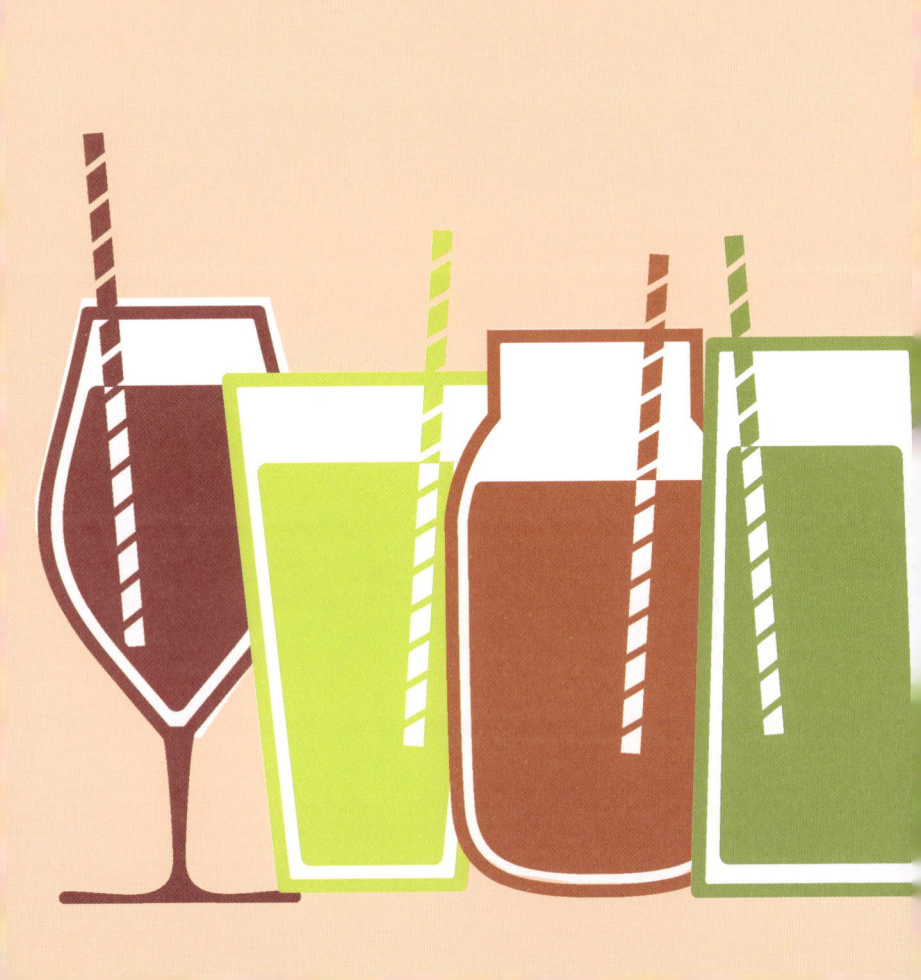

CAPÍTULO **DEZ**

Histórias de sucesso de pessoas que realizaram o Detox de 10 dias com sucos verdes

"UMA MARAVILHA ESSA LIMPEZA DE 10 DIAS COM SUCOS VERDES!"

"Estou me sentindo com mais energia, enxergo melhor, minha dor na região lombar diminuiu, e meu humor, de um modo geral, melhorou. É impressionante, consigo literalmente sentir meu corpo se alegrar quando tomo um suco verde. Ele suspira de prazer. Estou hoje no décimo dia. Até ontem eu havia emagrecido quase seis quilos. Não fiquei me pesando na balança o tempo todo, mas via a gordura da minha barriga desaparecer. Não me sinto mais inchado. Meu humor estabilizou-se. Nos primeiros dias, fiquei um pouco mal-humorado, mas a irritação passou rápido. Esse Detox me ajudou a alcançar meus objetivos de boa forma, e anseio pelo progresso contínuo no meu estilo de vida."

– Wilson G.

"EMAGRECI SEIS QUILOS EM 10 DIAS E HOJE TENHO MAIS CLAREZA E FOCO!"

"O programa de 10 dias de sucos verdes deveria se chamar 'Como ter mais energia, dormir bem e ser mais saudável'. Porque é exatamente assim que me sinto. Minha insônia desapareceu. Tenho energia de sobra. Estou mais consciente quando escolho os alimentos. Emagreci seis quilos, o que é uma bênção. Tenho mais clareza e mais foco. Mude sua alimentação, mude sua vida. Essa não é uma limpeza de 10 dias, é uma limpeza que vai transformá-la. Uma vez superadas as dificuldades no início, seu corpo e sua mente vão lhe agradecer. As dores de cabeça desaparecerão, a pele ficará radiante e seus níveis de energia, altíssimos. Obrigada por essa experiência transformadora."

– Chantel R.

"EMAGRECI SETE QUILOS E HOJE TENHO UMA VIDA NOVA!"

"Nos últimos sete ou oito anos abusei muito na alimentação; resultado: meu corpo sentiu. Quando me pesei, na noite de Ano-Novo, constatei que nunca tinha estado tão gorda. No dia 1º de janeiro de 2014, com muita animação, iniciei o Detox de 10 dias com sucos verdes. Foi um desafio, a cada dia que passava me sentia melhor. Ao prosseguir, me sentia melhor. Eis o que o Detox fez pelo meu corpo:

- Emagreci ao todo sete quilos em dez dias.
- Meus níveis de energia ficaram altíssimos.
- Minhas dores no corpo desapareceram.
- Percebi que não preciso tomar aquela xícara de café para começar o dia pela manhã. Sinto-me energizada.
- A planta dos meus pés doía havia meses; a dor era tanta que cheguei a acreditar que tinha fascite plantar. Desde que iniciei a limpeza, a dor tem sido mínima.
- Algumas áreas da minha boca eram muito sensíveis. Essa dor desapareceu.
- Meu cabelo, que durante anos foi quebradiço, na verdade adquiriu uma aparência forte e saudável. Pela primeira vez em muitos anos, pude escová-lo sem que os fios se rompessem.
- Minhas unhas, antes quebradiças, estão muito fortes.
- Quando iniciei a limpeza, senti o início de uma sinusite. Meu corpo recuperou-se da infecção sem que eu precisasse tomar antibiótico (também pela primeira vez).
- Por último, mas não menos importante, estou me sentindo motivada, inspirada e realizada."

– Nicole F.

"HOJE PESO 10 QUILOS A MENOS DO QUE QUANDO INICIEI ESSA JORNADA, HÁ 12 DIAS!"

"Já houve algum momento na sua vida em que você não via razão para levantar da cama pela manhã? Não era por doença ou depressão, era basicamente por falta de motivação. Sim, sou mãe, esposa, empresária, dona de casa, enfermeira... O estresse me sobrecarregava; em algumas situações, porque eu mesma havia me sobrecarregado desnecessariamente. Com o estresse, sobrevieram os problemas de administração do tempo.

"Tentei diversas dietas e programas de exercícios para mudar meu peso; durante algum tempo, deram certo. Depois, era só surgir uma situação de estresse e eu escorregava... durante um período. Durante um bom tempo não consegui andar porque meus pés e minhas costas doíam. Por 16 anos não tive uma noite ininterrupta de sono. Ficara mais difícil dormir porque eu acordava altas horas da noite com formigamento e queimação nas mãos.

"Passemos ao ano de 2013. Estou cansada, a menopausa está chegando e preciso me exercitar, mas a letargia tomou conta de mim. Os médicos que procuro me orientam a fazer musculação. Sério? Começo a me exercitar em novembro e tudo bem. Spinning durante uma ou duas horas (ah, mencionei que estava tomando suplementos de cafeína para me manter acordada?) e pratico musculação. Reduzi a quantidade de comida. Eu sei, eu sei, só para ver se o ponteiro da balança se mexia. Em dois meses, eu havia emagrecido pouco mais de três quilos. Triste.

"Foi então que vi um post de uma amiga sobre esse Detox com sucos verdes. Hummm, interessante, pensei com meus botões. Mergulhei de cabeça. Desde o meu primeiro suco verde, o primeiro mesmo, senti-me mais energizada. Passei a dormir praticamente a noite toda.

O formigamento e a queimação das mãos desapareceram, e hoje estaciono bem longe da porta de entrada dos prédios para poder caminhar. Não me importo que os outros fiquem com as vagas "boas". Hoje peso 10 quilos a menos do que quando iniciei essa jornada, há 12 dias! Consigo colocar a calça jeans sem desabotoar o zíper! Uma alegria e tanto. Consigo subir as escadas com mais facilidade e tenho brincado não só com meu filho pequeno, mas com nosso cachorro. Exercito-me pela manhã, trabalho o dia inteiro, preparo as refeições, faço a faxina, estudo sem repetir a terrível frase 'estou tão cansada' como eu fazia. Parecia a única desculpa que eu tinha no meu vocabulário. Agora isso acabou."

– Maria W.

"ELE EMAGRECEU QUASE 10 QUILOS E SUA PRESSÃO AGORA ESTÁ PERFEITA!"

"Tenho o melhor pai do mundo! Quando lhe disse que ele precisava de um detox, ele não me questionou. Acreditou no que eu estava lhe dizendo. Meu pai sofre de hipertensão desde que me entendo por gente. Bem, eu estou em uma jornada de busca de saúde há uns dois anos e, ao longo desse período, aprendi coisas maravilhosas. Li vários livros de JJ, assisti a documentários etc. No meio da limpeza, perguntei ao meu pai se ele estava sentindo alguma diferença. Ele disse que se sentia com mais energia e que agora conseguia subir as escadas sem precisar parar e descansar. Você não imagina a minha alegria. Fiquei realizada. Acredito que, se meu pai estiver bem, eu também vou estar.

"Eu e meu pai concluímos a limpeza na terça-feira passada. Viva! Quinta-feira, fomos ao médico para um exame de rotina e... Ele havia perdido quase 10 quilos. Sim, quase 10 quilos. O médico vinha tentando fazer com que ele emagrecesse havia meses. Espere, ainda não terminei – sua pressão estava perfeita! O médico e a enfermeira perguntaram o que ele estava fazendo, ele me deu todo o crédito, mas o crédito é todo seu e dele. Esse homem jamais reclamou; fez tudo que eu lhe disse que precisava fazer, que foi o que você disse. Eu e ele continuaremos nessa jornada rumo à saúde com os sucos verdes. JJ, novamente, obrigadíssima pelos seus conhecimentos, cuidado e apoio!"

– Tara L.

"PERDI QUASE OITO QUILOS, ESTOU RACIOCINANDO COM MAIS CLAREZA, SENTINDO-ME ÓTIMO E DORMINDO MELHOR DO QUE NUNCA!"

"Hoje é o décimo primeiro dia e eu continuo firme!! Devo admitir que não acreditava na minha capacidade de concluir o Detox, depois de todas aquelas folhas verdes. Raciocino com clareza, sinto-me ótimo e durmo melhor do que nunca, e a energia que tenho agora me lembra aquela de anos atrás. Não voltarei a me alimentar como antes. Perdi quase oito quilos, minhas calças estão caindo, as camisas estão largas, minha pressão arterial hoje é 113/67, perdi cinco centímetros de cintura e oito de barriga."

– Mike B.

"ESTOU MAIS ENERGIZADA, ALERTA, OS PROBLEMAS DIGESTIVOS SUMIRAM, ENXERGO MELHOR E MINHA PELE ESTÁ MAIS CLARA."

"Devo admitir que estava decepcionada por ter engordado quase cinco quilos depois de completar 50 anos, em agosto. Quando comecei essa jornada, há dez dias, estava animadíssima. Ao concluir o décimo dia, observei que estou mais energizada, alerta, os problemas digestivos sumiram, enxergo melhor e minha pele está mais clara, e não tenho mais sono depois do almoço no trabalho, para citar apenas alguns motivos para comemorar.

"Terminei o décimo dia ontem e continuo no plano modificado de substituir duas refeições por um suco verde. Queria emagrecer pelo menos mais sete quilos para me manter saudável. Escolhi a vida, não a morte. Você deve estar a se perguntar quais eram meu peso e minhas medidas antes e depois. Aqui estão:

- Peso – cinco quilos a menos
- Busto – 2,5 cm a menos
- Cintura – 5 cm a menos
- Quadris – 7,5 cm a menos
- Coxas – 5 cm a menos na esquerda, 2,5 cm a menos na direita

"Agradeço ao pessoal do Detox com sucos verdes."

– Wendy M.

"MINHA EXPERIÊNCIA COM O DETOX DE 10 DIAS COM SUCOS VERDES."

- Pela PRIMEIRA VEZ, controlei minhas porções no lanche e as preparei!
- Perdi 13 cm de cintura
- Durmo melhor e tenho mais energia
- Minha pele está mais radiante
- Aprendi a substituir a vontade de beber refrigerante por suco fresco de grapefruit vermelho com estévia
- Investi em alimentos saudáveis e mudei minha perspectiva sobre o custo
- Assumi o compromisso de seguir o plano até o fim e o fiz
- Entendi que a comida não deve ser uma fuga, e sim uma fonte de energia
- Corri mais durante a prática de exercícios
- Finalmente... perdi seis quilos (por enquanto)!!"

– Chiara M.

"JUSTO O QUE EU PRECISAVA PARA COMEÇAR A ME MEXER!"

"Doze latas de refrigerante, 29,4 taças de vinho, 36 porções de manteiga, 42 asas de galinha, 98 barras de chocolate. Escolha seu veneno preferido, mas foi isso que eu deixei de consumir nos últimos 10 dias! E não só isso, foi muito mais! Ah, sim, tem também as noites insones. Estou dormindo como um bebê e pegando no sono sem dificuldade. Aquelas olheiras... ainda não desapareceram totalmente, mas diminuíram a ponto de eu dizer que praticamente não existem mais. Pele seca, quase sem elasticidade... adeus! Em seu lugar, uma pele bonita, que não pede maquiagem; sei que não é saudável, mas não consigo parar de passar a mão no meu rosto. A barriga também sumiu. Sumiu também a sensação desconfortável associada a roupas, caminhar, respirar... tudo! Desapareceu!

"Ainda tenho muito a melhorar, mas esse Detox é tudo que eu precisava para começar a mexer! Comecei com 75 quilos, hoje estou com pouco mais de 70. Estou orgulhosa de ter chegado ao fim dos 10 dias, pois agora estou motivada a continuar. Minha vontade de comer porcaria sumiu e em seu lugar surgiu o desejo de ter saúde, bem-estar e felicidade. Em seguida, o sistema DEM [do inglês Detox-Eat-Move] para a manutenção! Comprei o livro (*Lose Weight Without Dieting or Working Out*) há mais de um ano, mas agora tenho clareza mental e motivação para colocar suas recomendações em prática. Minha recompensa: uma manicure/pedicure que eu já estava me devendo faz muito tempo e uma sensação fabulosa! Boa sorte para quem está iniciando e para os novatos no programa. Não desista – você vai ficar impressionado com os resultados!"

– Latrisse P.

"ESTOU QUATRO QUILOS MAIS MAGRA E, MAIS IMPORTANTE, HOJE TENHO UMA NOVA RELAÇÃO COM A COMIDA!"

"Hoje foi meu décimo dia, e devo dizer que me sinto muito melhor do que há 11 dias. Desde setembro, vivo entrando e saindo de dietas. Mas percebi que as dietas não funcionam, e com isso percebo que é preciso haver uma mudança no estilo de vida para alcançar e manter os resultados desejados. Dito isso, estou quatro quilos mais magra e, mais importante, hoje tenho uma nova perspectiva sobre minha relação com a comida em geral."

– Star S.

"CONCLUIR O DETOX REVELOU QUE EU POSSO CONTROLAR O QUE COMO!"

"Estou em êxtase por revelar que consegui concluir o Detox e continuo me sentindo maravilhosa! Para ser sincera, não iniciei a limpeza com uma atitude positiva! Não acreditava que eu fosse capaz de concluí-la. Não acreditava que ela pudesse me mudar. Minhas desculpas sempre tinham sido: 'Até hoje nada funcionou, por que com esse programa seria diferente?' e 'Estou lutando contra minha herança genética... todos na minha família têm problema de peso.'

"Não sei quantos quilos perdi porque não me pesei antes da limpeza, basicamente por medo de enfrentar a verdade. A verdade sobre meus maus hábitos alimentares e minha falta de disciplina. Concluir essa limpeza revelou que eu POSSO controlar o que como, POSSO resistir à vontade de comer, SOU disciplinada e POSSO praticar hábitos alimentares saudáveis. Eu realmente acredito!!!"

– Karen W.

"OS RESULTADOS FORAM FANTÁSTICOS! CHEGA DE PNEUS!"

"Terminei meu décimo dia de limpeza ontem! Os resultados foram fantásticos! Chega de pneus." Voltei a vestir manequim 38, o que é ótimo, porque não tenho roupas de tamanho maior no meu guarda-roupa! Um agradecimento especial a JJ Smith; tudo começou quando comprei o livro *Loose Weight Without Dieting and Working Out*. Os métodos apresentados no livro me ajudaram a alcançar minha meta de voltar a usar manequim 38, por isso eu sabia que, se foi ela quem desenvolveu essa limpeza, também ia funcionar.

"Outra coisa que eu fiz foi mudar minha mentalidade. É preciso decidir mentalmente que isso é algo que você precisa fazer. Também visualizei o resultado final – para algumas pessoas, pode ser o corpo da Beyoncé. Para mim, foi me ver usando manequim 38 novamente! Novato ou não, não perca de vista essa visão durante sua jornada rumo à desintoxicação!"

– Nicole H.

ESCREVA A SUA HISTÓRIA...

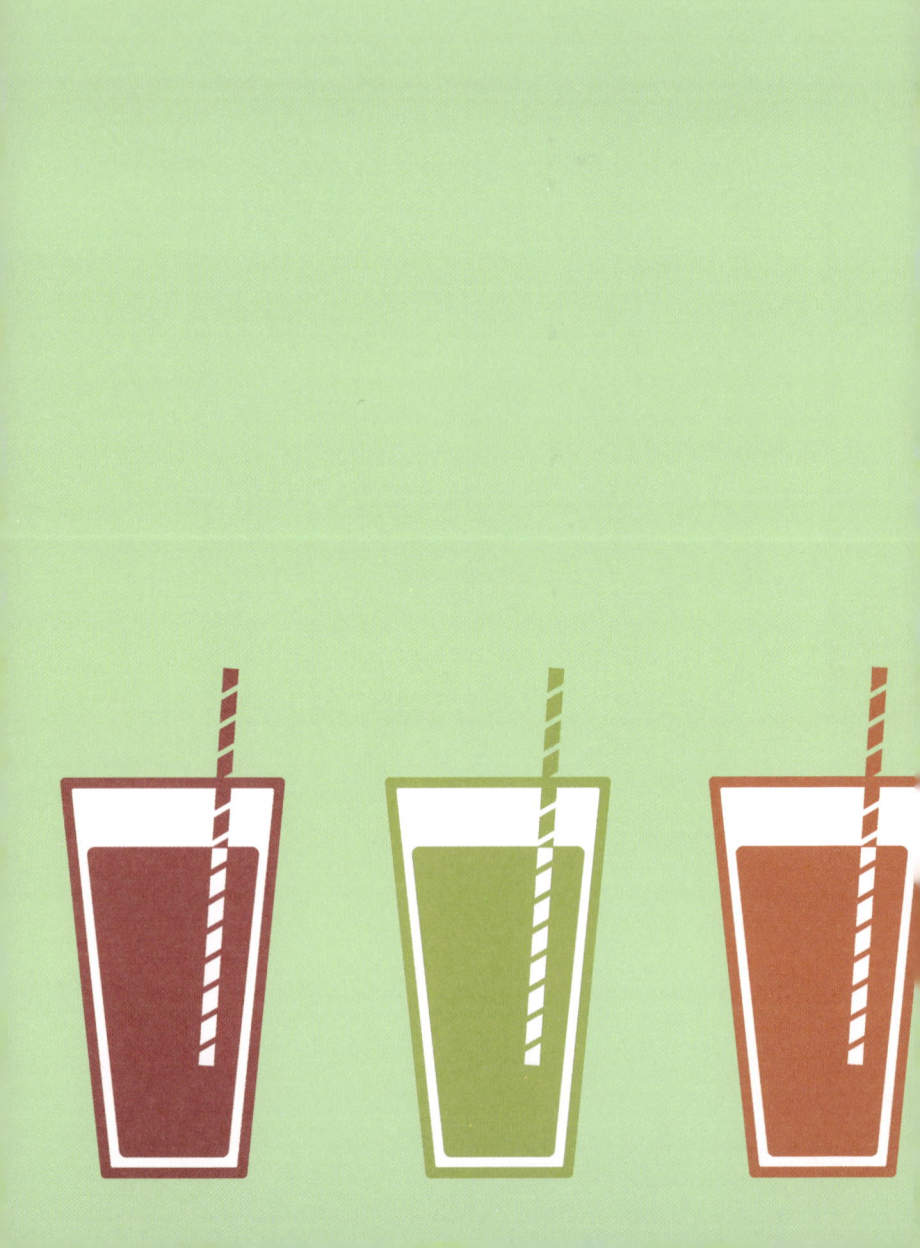

CAPÍTULO **ONZE**

Conclusão

Parabéns por dar o primeiro passo para recuperar o controle do seu peso e da sua saúde. Se estiver lendo isso, é porque já passou pela parte mais difícil: tomar a decisão de emagrecer e ser saudável. Você está no caminho certo. Esta é uma jornada capaz de transformá-lo – não é uma dieta, é um estilo de vida!

Lembre-se de que você tem o poder da mudança, e agora, de posse das informações aqui contidas, dispõe das ferramentas necessárias para transformar seus sonhos em realidade. Cada dia é o começo do resto da sua vida. Você controla o que acontece hoje. Comece a sonhar com um corpo belo e saudável e veja seu sonho se tornar realidade. Você tem poder sobre seu corpo e seu futuro, por isso viva com paixão, pois só se tem uma vida!

Nesta conclusão, gostaria de lhe deixar os *10 mandamentos para esbanjar juventude e bem-estar,* que sempre apresento no final dos meus telesseminários.

1 **AMARÁS A TI MESMO.** Isso é essencial à sobrevivência. Não existe relacionamento bem-sucedido e autêntico com os outros se não houver amor-próprio. Quando o poço está seco, não se pode regar a terra. O amor-próprio não é egoísta nem excessivamente permissivo. Precisamos cuidar primeiro das nossas necessidades, para só então nos doarmos ao outro com abundância.

2 **ASSUMIRÁS A RESPONSABILIDADE PELA TUA SAÚDE E PELO TEU BEM-ESTAR.** Se quiser ser saudável, ter mais energia e sentir-se bem, é preciso dedicar-se a aprender o que é necessário e aplicar o aprendizado à sua vida. É preciso estar atento ao que coloca na boca, à quantidade de exercício que pratica e quais são seus pensamentos ao longo do dia.

3 **DORMIRÁS.** O corpo recarrega suas energias por meio do sono e do repouso. O sono é a atividade mais fácil para a cura do corpo, mas é também a que mais deixamos de lado. A privação de sono tira o brilho da pele e envelhece instantaneamente, causa olheiras e bolsas sob os olhos.

4 **LIMPARÁS E DESINTOXICARÁS TEU CORPO.** É fundamental eliminar venenos e toxinas do organismo, e assim permitir a aceleração do processo de emagrecimento e restauração da saúde. Um corpo limpo é um corpo belo!

5 **LEMBRARÁS QUE UM CORPO SAUDÁVEL É UM CORPO SEXY.** O corpo de mulheres de verdade é bonito! Um corpo bonito é saudável, transmite confiança, e as roupas lhe caem bem.

6 CONSUMIRÁS ALIMENTOS SAUDÁVEIS, NATURAIS E INTEGRAIS. A alimentação saudável pode reverter os efeitos do tempo e restaurar a juventude do corpo. Quando consome alimentos naturais, você simplesmente se sente melhor, o que se reflete em sua aparência. Você mantém o organismo limpo ao nível celular e conquista um aspecto radiante, qualquer que seja a sua idade. A alimentação saudável deve fazer parte do seu "regime de beleza".

7 ACEITARÁS O ENVELHECIMENTO SAUDÁVEL. O objetivo não é deter o processo de envelhecimento; é aceitá-lo. Envelhecer com saúde é manter-se saudável à medida que envelhece, com excelente aparência e bem-estar, em qualquer idade.

8 ADOTARÁS UMA MUDANÇA NO ESTILO DE VIDA. Para emagrecer de uma vez por todas, é preciso comprometer-se a realizar mudanças... na sua maneira de pensar, no seu estilo de vida, na sua mentalidade. Requer obter conhecimento e realizar mudanças permanentes, para melhor!

9 ABRAÇARÁS A JORNADA. Trata-se de uma jornada transformadora; não é uma dieta, é um estilo de vida! Seja gentil consigo mesmo. Aprenda a aplaudir-se pelas mínimas conquistas. E quando escorregar, de vez em quando, saiba que não tem problema; é parte do que nos faz humanos.

10 VIVERÁS, AMARÁS E DARÁS BOAS RISADAS. O riso continua fazendo bem à alma. Viva com paixão! Nunca desista dos seus sonhos! E o mais importante... ame! Lembre-se de que o amor nunca falha!

Agora que você já vivenciou o poder do Detox de 10 dias com sucos verdes, não deixe de contar sua história aos outros e ajudá-los a recuperar sua saúde e vitalidade.

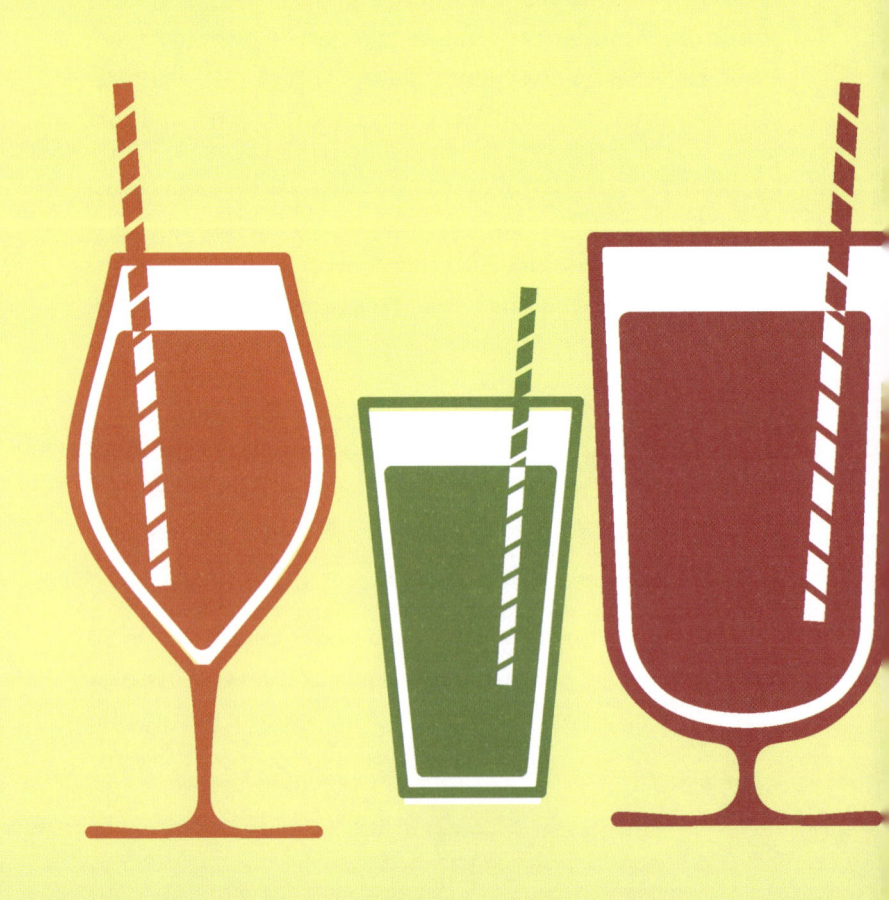

APÊNDICE A

108 receitas de sucos verdes para objetivos diferentes

No capítulo 2, apresentei as folhas mais populares, assim como as folhas com sabor mais suave e aquelas com sabor mais forte, que podem ser usadas nas receitas apresentadas a seguir. A quantidade típica de folhas a ser usada em cada receita é de aproximadamente dois punhados. Se quiser deixar seu suco mais doce, adicione estévia a gosto.

Instruções para o preparo dos sucos: leve as folhas e os outros líquidos da receita (ou gelo) ao liquidificador e bata bem, até a mistura adquirir a consistência de suco. Desligue o liquidificador e adicione os demais ingredientes. Bata até ficar bem cremoso.

ANTIENVELHECIMENTO

Suco verde com pêssego e banana

2 punhados de folhas

2 xícaras de água

1 1/2 xícara de pêssego congelado

1 banana sem casca

2 colheres (sopa) de óleo de girassol

2 colheres (chá) de spirulina

Coco com frutas vermelhas

2 punhados de folhas

1 1/2 xícara de água de coco

1/2 xícara de *blueberries* congelados

1/2 xícara de framboesas congeladas

Suco verde com melancia e gengibre

2 punhados de folhas

1/2 xícara de gelo

4 xícaras de melancia em pedaços grandes

2 colheres (sopa) de sementes de chia

1 fatia de 2 centímetros de gengibre fresco sem casca

Suco verde com banana e amêndoas

2 punhados de folhas

1 1/2 xícara de leite de amêndoas

3 bananas sem casca

2 colheres (sopa) de sementes de chia

DESEMPENHO ATLÉTICO

Suco verde com proteína e frutas vermelhas

2 punhados de folhas
2 xícaras de água
1 1/2 xícara de framboesas congeladas
1/4 de xícara de *blueberries* congelados
1/4 de xícara de manteiga de amêndoas
1/4 de xícara de cacau em pó
1/2 xícara de proteína vegetal em pó

Suco verde com proteína e banana

2 xícaras de aipo picado
2 xícaras de gelo
1/3 de xícara de castanha de caju
3 bananas sem casca
1/2 xícara de proteína vegetal em pó
1 colher (sopa) de spirulina

Cereja com *wheatgrass*

2 punhados de folhas
1 xícara de água
1 xícara de cerejas congeladas
1/2 xícara de suco de *wheatgrass* fresco
1/2 xícara de suco de beterraba fresco
1/4 de xícara de sementes de chia
4 tâmaras grandes sem caroço

Frutas vermelhas com sementes

2 punhados de folhas
2 xícaras de água
1 xícara de *blueberries* congelados
1/2 xícara de sementes de girassol
1/2 xícara de sementes de chia
6 figos secos
2 tâmaras sem semente
1 xícara de cacau em pó

Proteína com macadâmia e aipo

1 punhado de folhas
2 xícaras de água
1/2 xícara de macadâmia
1/4 de xícara de suco de *wheatgrass* fresco
4 tâmaras grandes sem caroço
1 xícara de aipo picado
1/2 xícara de proteína vegetal em pó

Proteína com frutas vermelhas e abóbora

2 punhados de folhas
1/2 xícara de aipo picado
2 xícaras de água
1/2 xícara de sementes de abóbora
1/4 de xícara de *goji berries*
4 tâmaras sem caroço
1/2 xícara de proteína vegetal em pó
2 colheres (sopa) de pó de maca

Proteína com banana e girassol

2 punhados de folhas
1 xícara de água
1/2 xícara de sementes de girassol
2 tâmaras sem caroço
2 bananas sem casca
1 xícara de proteína vegetal em pó
1 colher (sopa) de ginseng em pó

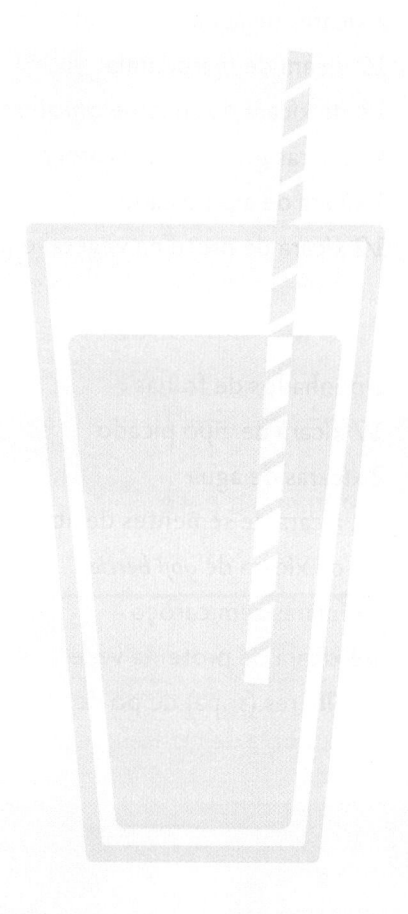

BELEZA (CABELOS, PELE E UNHAS SAUDÁVEIS)

Banana com manga

2 punhados de folhas

1 xícara de água de coco

1 banana sem casca

1 1/2 xícara de manga em pedaços grandes e congelados

Papaya com limão

1 punhado de salsa

2 xícaras de água

1 banana sem casca e congelada

1 xícara de mamão papaya em pedaços grandes

1 limão

Laranja com espinafre

2 xícaras de espinafre baby

1 laranja sem casca e sem sementes

1 kiwi sem casca

1 colher (sopa) de vinagre de sidra de maçã

1 sachê de estévia

Banana com pera

2 punhados de folhas

1 1/2 xícara de água

1 banana sem casca e congelada

2 peras

1/3 de xícara de manteiga de amêndoa

Maçã com pera

2 punhados de folhas
2 talos de aipo picados
1/2 xícara de água
1 pera sem sementes
1 maçã grande
1 banana sem casca e congelada
2 colheres (sopa) de suco de limão espremido na hora

Folhas com frutas vermelhas

2 punhados de folhas
1/2 xícara de água
1/2 xícara de chá-verde
2 xícaras de frutas vermelhas
1 banana sem casca e congelada

Cenoura e maçã

2 punhados de folhas
3 talos de aipo
1 xícara de água
1 beterraba pequena sem casca e picada em cubinhos
1 xícara de gelo
2 cenouras
1 maçã
1/2 limão sem semente descascado e separado em gomos

Cranberry com frutas vermelhas

2 punhados de folhas
1/2 xícara de gelo
1/2 xícara de *blueberries*
1/2 xícara de amora-preta
1/2 xícara de *cranberries*
1 colher (sopa) de sementes de chia moídas

Pepino com morango

2 punhados de folhas
1 xícara de água
1 pepino
1 xícara de morangos congelados
4 figos secos
2 colheres (sopa) de sementes de linhaça moídas

OSSOS E ARTICULAÇÕES

Banana com frutas vermelhas

2 punhados de folhas
2 xícaras de água
1 xícara de *blueberries* congelados
1 banana sem casca
2 colheres (sopa) de sementes de chia moídas

Banana com amêndoas

2 punhados de folhas
1 xícara de leite de amêndoas
2 bananas sem casca e congeladas
2 colheres (sopa) de cacau
2 colheres (sopa) de sementes de linhaça moídas

Laranja com abacate

2 punhados de folhas
1 xícara de água
1/2 xícara de gelo
3 laranjas descascadas
1/2 abacate descascado e sem caroço
2 colheres (chá) de spirulina em pó

Raspas de limão

2 punhados de folhas
1 1/2 xícara de suco de laranja feito na hora
1 xícara de gelo
1 limão sem casca
1 colher (sopa) de MSM Powder

Pera com gengibre

2 punhados de folhas
1 xícara de leite de amêndoas
2 peras grandes
1 fatia de 2 centímetros de gengibre sem casca

CONSTIPAÇÃO

Pera com beterraba

2 punhados de folhas
1 1/2 xícara de leite de amêndoas
2 peras grandes
1/4 de xícara de beterraba sem casca, em cubos

Banana com *blueberries*

2 punhados de folhas
1 xícara de água
1 pera
1 banana sem casca e congelada
1 xícara de *blueberries* congelados

Banana com ameixa seca

2 punhados de folhas
1 1/2 xícara de leite de amêndoas
2 bananas sem casca e congeladas
5 ameixas secas sem caroço
1 pera

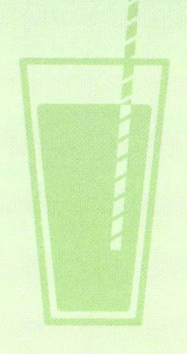

Laranja com manga

2 punhados de folhas
1 xícara de água
1 xícara de pedaços de manga congelados sem casca e sem semente
2 laranjas sem casca e sem semente

Morango com kiwi

2 punhados de folhas
1 xícara de água
1 1/2 xícara de morangos congelados
2 kiwis (com casca)
2 colheres (sopa) de sementes de linhaça

DESINTOXICAÇÃO

Limão com lima

2 punhados de folhas
1 laranja grande espremida
1/2 xícara de gelo
2 bananas sem casca e congeladas
1/2 limão descascado e sem sementes
1/2 lima descascada e sem sementes

Banana com amora-preta

2 punhados de folhas
1/4 de xícara de água
1 banana sem casca e congelada
1/2 xícara de amora-preta congelada
1 xícara de morangos congelados
1 xícara de *blueberries* congelados

Banana com *grapefruit*

2 punhados de folhas
1 xícara de água
1 banana sem casca e congelada
1 xícara de morangos congelados
1 *grapefruit* rosa sem casca e sem sementes
1 sachê de estévia

Pera com abacaxi

2 punhados de folhas
1 xícara de gelo
1 pera sem sementes
1 maçã pequena sem sementes
2 pedaços grandes de abacaxi

Manga com abacaxi

2 punhados de folhas
1 1/2 xícara de água de coco
1 xícara de pedaços de manga congelados
1 xícara de pedaços grandes de abacaxi
1 lima sem casca e sem sementes
1 pitada de pimenta-de-caiena

Maçã com banana

2 punhados de folhas
1 xícara de gelo
2 maçãs verdes sem sementes
2 bananas pequenas sem casca

DIABETES/CONTROLE DA GLICEMIA

Laranja com ameixa seca

2 punhados de folhas
1/2 xícara de gelo
2 laranjas descascadas
1/2 xícara de ameixa seca
1 colher (chá) de canela
2 colheres (sopa) de sementes de linhaça moídas

Banana com pera

2 punhados de folhas
1 xícara de leite de amêndoas
1 banana sem casca e congelada
1 pera
1 maçã sem sementes
1 colher (chá) de canela

Kiwi com amêndoas

2 punhados de folhas
1 1/2 xícara de leite de amêndoas
1 banana sem casca e congelada
2 kiwis (com casca)
1 xícara de morangos congelados
2 colheres (sopa) de sementes de linhaça moídas

Banana com frutas vermelhas

2 punhados de folhas
1 xícara de água
1 banana sem casca e congelada
1 1/2 xícara de *blueberries* congelados
2 colheres (sopa) de sementes de linhaça moídas

Manga com leite de amêndoas

2 punhados de folhas
1 1/2 xícara de leite de amêndoas
1/2 xícara de pedaços de manga congelados
1 xícara de morangos congelados

Manga com laranja

2 punhados de folhas
1 xícara de água
1/2 xícara de pedaços de manga congelados
1/2 limão sem casca e sem sementes
1 laranja sem casca e sem sementes
2 colheres (sopa) de sementes de girassol

Banana com morango e abacate

2 punhados de folhas
1 xícara de gelo
1 banana média sem casca
2 xícaras de morangos congelados
1/4 de abacate sem casca

Laranja com *goji berries*

2 punhados de folhas
1 xícara de leite de amêndoas (sem açúcar)
1 laranja pequena sem casca
1/2 xícara de frutas vermelhas congeladas
1 colher (chá) de *goji berries* deixadas de molho por 10 minutos
1 colher (sopa) de sementes de linhaça moídas
1 colher medidora de proteína vegetal em pó

ENERGIA

Uva com morango

2 punhados de folhas
1/2 xícara de água
1/2 xícara de uvas vermelhas
2 bananas sem casca e congeladas
1 1/2 xícara de morangos congelados

Pera com hortelã

2 punhados de folhas
1/2 xícara de água
2 peras
Um pedaço de 6 milímetros de gengibre fresco ralado
1/4 de xícara de folhas picadas de hortelã fresca

Pera com laranja

2 punhados de folhas
1/2 xícara de gelo
1 pera sem semente
2 laranjas sem casca e sem semente
1 colher (sopa) de sementes de linhaça moídas

Pêssego com manga

2 punhados de folhas
1 xícara de água
1 1/2 xícara de pêssegos congelados
2 nectarinas descascadas sem semente
1 xícara de pedaços de manga congelados
2 ameixas secas sem caroço

Coco com nectarina

2 punhados de folhas
1 xícara de água
2 nectarinas descascadas sem semente
1 banana sem casca e congelada
1/2 xícara de *goji berries*
1/2 xícara de coco ralado

SAÚDE CARDÍACA

Banana com manga

2 punhados de folhas
2 xícaras de água
1 banana sem casca e congelada
1/2 xícara de pedaços de manga congelados
2 colheres (chá) de spirulina
2 colheres (sopa) de óleo de nozes

Banana com amêndoas

2 punhados de folhas
1 1/2 xícara de leite de amêndoas
3 bananas sem casca e congeladas
1/2 colher (chá) de canela

Coco com frutas vermelhas

2 punhados de folhas
1 xícara de água de coco
1 xícara de *blueberries* congelados
1/4 xícara de *goji berries*

Melancia com hortelã

2 punhados de hortelã
4 xícaras de melancia
2 colheres (sopa) de sementes de linhaça moídas

Laranja com uva

2 punhados de folhas
1 xícara de água
2 laranjas sem casca e sem sementes
1 xícara de uva
2 colheres (sopa) de sementes de linhaça moídas
2 colheres (sopa) de óleo de girassol

Abacate com maçã

2 punhados de folhas
1 xícara de suco de maçã sem açúcar
1 xícara de gelo
2 maçãs pequenas sem semente
1/2 abacate sem casca e sem caroço
1/4 de xícara de beterraba sem casca e picada em cubos
1 colher (sopa) de cacau em pó

Pêssego com frutas vermelhas

2 punhados de folhas
1 xícara de água
1 1/2 xícara de pêssegos congelados
1 xícara de frutas vermelhas
1/2 abacate sem casca e sem semente

Pera com banana

2 punhados de folhas
1 1/2 xícara de leite de amêndoas
2 peras
1 banana sem casca e congelada
1/2 colher (chá) de essência de baunilha

FORTALECIMENTO DO SISTEMA IMUNOLÓGICO

Melão com cenoura

2 punhados de folhas
1/2 xícara de chá-verde
1 banana sem casca e congelada
1 cenoura picada
1 xícara de melão-cantalupe sem casca, sem semente e picado
1 sachê de estévia

Suco verde com morango e banana

2 punhados de folhas
1/2 xícara de chá-verde
1/2 xícara de morangos congelados
1 banana sem casca e congelada
1 sachê de estévia

Morango com laranja

2 punhados de folhas
1/2 xícara de água
2 xícaras de morangos congelados
1 laranja grande descascada e sem sementes
1 sachê de estévia

Amora-preta com manga

2 punhados de folhas
1 xícara de água
1/2 xícara de amora-preta congelada
1/2 xícara de framboesa congelada
1 xícara de pedaços de manga congelados
1 laranja sem casca e sem semente
1 sachê de estévia

Banana com limão

2 punhados de folhas
1 xícara de gelo
1 banana sem casca e congelada
1/2 xícara de uvas verdes
1 limão descascado e sem sementes
1 sachê de estévia

PARA OS PEQUENOS

Laranja com damasco

2 punhados de folhas
1 xícara de água
2 laranjas sem casca e sem sementes
6 damascos secos sem caroço
1 banana sem casca e congelada
1/2 xícara de amêndoas
1/4 de xícara de manteiga de amêndoas

Banana com frutas vermelhas

2 punhados de folhas
1 xícara de água
1 banana grande sem casca e congelada
1 1/4 de xícara de *blueberries* congelados
1/4 de xícara de sementes de linhaça moídas
1 sachê de estévia

Chocolate com castanha de caju

2 punhados de folhas
2 xícaras de água
1/2 xícara de castanha de caju
1/2 xícara de cacau em pó
6 tâmaras grandes sem caroço
1 sachê de estévia

Chocolate com banana

2 punhados de folhas

1 1/2 xícara de água

2 bananas sem casca e congeladas

1 xícara de manteiga de avelã

4 tâmaras grandes sem caroço

1/4 de xícara de cacau em pó

Amora-preta com amêndoas

1 punhado de folhas

2 xícaras de leite de amêndoas

1 banana sem casca e congelada

1/2 xícara de *blueberries* congelados

1 xícara de amora-preta congelada

2 tâmaras sem semente

Frutas vermelhas com leite de amêndoas

1 punhado de folhas

1 1/2 xícara de leite de amêndoas

2 colheres (chá) de suco de limão espremido na hora

2 xícaras de frutas vermelhas congeladas

1/4 de xícara de *goji berries*

6 tâmaras grandes sem caroço

1 sachê de estévia

Medley de frutas vermelhas

1 punhado de folhas

1 1/2 xícara de leite de castanha de caju

2 1/2 xícaras de frutas vermelhas variadas e congeladas

4 tâmaras grandes sem caroço

2 colheres (chá) de essência de baunilha

MELHORA DO HUMOR

Frutas vermelhas com beterraba

2 punhados de folhas de beterraba
1 xícara de água
1 banana sem casca e congelada
1 1/2 xícara de pêssegos congelados
1 xícara de *blueberries* congelados
1/2 beterraba sem casca e picada em cubos
1 cenoura picadinha

Manga com leite de amêndoas

2 punhados de folhas
1 1/2 xícara de leite de amêndoas
1 1/2 xícara de pedaços de manga congelados
1 banana sem casca e congelada
1 colher (sopa) de óleo de nozes

Banana com nectarina

2 punhados de folhas
1 xícara de água
2 bananas sem casca e congeladas
1 nectarina descascada e sem sementes
1 xícara de morangos congelados
3 tâmaras sem caroço

Medley de frutas vermelhas e banana

2 punhados de folhas

1 1/2 xícara de água

1 banana sem casca e congelada

2 xícaras de frutas vermelhas congeladas

2 colheres (sopa) de sementes de linhaça moídas

Medley de frutas vermelhas

2 punhados de folhas

1 xícara de água

2 maçãs pequenas sem sementes

1 xícara de morangos congelados

Suco verde com mamão papaya

2 punhados de folhas

1/2 xícara de gelo

1 mamão papaya sem casca e sem sementes

1 1/4 xícara de pedaços de abacaxi fresco

Banana com coco

2 punhados de folhas

1/2 xícara de gelo

2 bananas sem casca e congeladas

1 lima sem casca e sem sementes

1/2 xícara de coco ralado

1/4 de xícara de coco fresco em pedaços

1 xícara de água de coco

1/2 abacate sem casca e sem caroço

Banana com abacate

2 punhados de folhas
1/2 xícara de gelo
2 laranjas sem casca e sem sementes
1 banana sem casca e congelada
1/2 abacate sem casca e sem caroço

Pera com baunilha

2 punhados de folhas
1 xícara de leite de amêndoas
1/2 xícara de gelo
1 maçã
1 banana sem casca e congelada
1 pera
2 colheres (sopa) de sementes de linhaça moídas
1 colher (chá) de essência de baunilha

ESTRESSE

Suco verde com abacaxi

2 punhados de folhas
1 xícara de água
2 xícaras de abacaxi em pedaços grandes
1 xícara de pêssegos congelados
1 banana sem casca e congelada

Grapefruit com banana

2 punhados de folhas
1 xícara de água de coco
1 grapefruit rosa sem casca e sem sementes
2 kiwis
1 banana sem casca e congelada

Romã com frutas vermelhas

2 punhados de folhas
1/2 xícara de suco de romã
1 banana sem casca e congelada
1/2 xícara de *blueberries* congelados
1/2 xícara de morangos
1/2 xícara de uvas roxas

Suco verde com maçã e banana

2 xícaras de água

2 punhados de folhas

2 maçãs pequenas sem sementes

2 bananas sem casca e congeladas

1 pera sem sementes

1 colher (sopa) de sementes de chia moídas

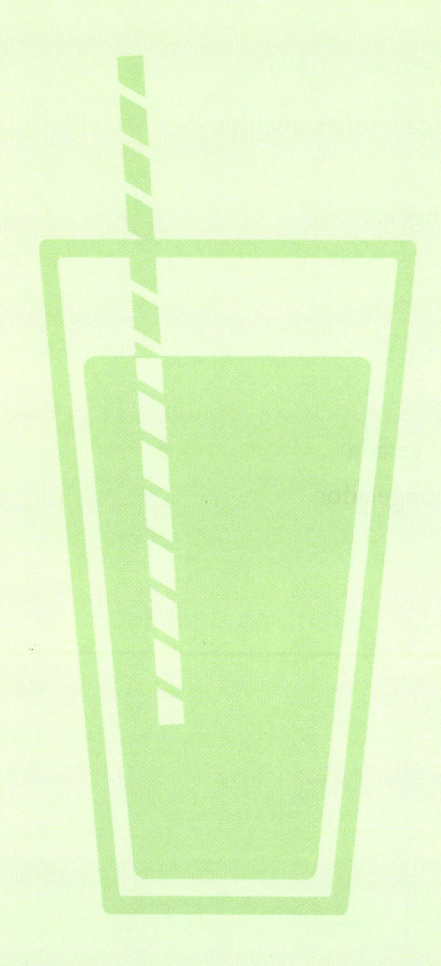

EMAGRECIMENTO E QUEIMA DE GORDURA

Suco para queimar calorias

2 punhados de folhas
2 xícaras de chá-verde gelado
1/2 vidro de leite de coco
Suco de 1 limão
1/4 xícara de tâmaras sem semente
1/2 abacate sem casca e sem caroço
1/2 *grapefruit* rosa sem casca e sem sementes

Laranja, banana e folhas

2 punhados de folhas
1/2 xícara de água
2 laranjas sem casca e sem sementes
2 bananas sem casca e congeladas

Frutas vermelhas com pera

2 punhados de folhas
1 1/2 xícara de leite de amêndoas
2 xícaras de frutas vermelhas congeladas
2 peras sem sementes

Banana, frutas vermelhas e leite de amêndoas

2 punhados de folhas
1 1/2 xícara de leite de amêndoas
1 banana sem casca e congelada
1 xícara de *blueberries* congelados
1/2 xícara de morangos congelados

Frutas vermelhas com melão-cantalupe

2 punhados de folhas
1 xícara de água
1/2 melão-cantalupe sem casca e sem sementes
1 1/2 xícara de morangos congelados

Cereja com laranja

2 punhados de folhas
1 1/2 xícara de leite de amêndoas
1 xícara de cereja sem caroço
2 laranjas sem casca e sem sementes
1 colher (sopa) de sementes de chia moídas

Laranja com framboesa

2 punhados de folhas
1/2 xícara de água
2 laranjas sem casca e sem sementes
2 xícaras de framboesas congeladas

Pêssego com baunilha

2 punhados de folhas
1 xícara de água
1 1/2 xícara de pêssegos congelados
1 xícara de morangos congelados
1 colher (chá) de essência de baunilha

Manga com lima

2 punhados de folhas
1 1/2 xícara de água
1 laranja sem casca e sem sementes
1/2 xícara de pedaços de manga congelados
1 lima descascada e sem sementes
1 sachê de estévia

Suco verde com framboesas

2 punhados de folhas
1 xícara de água
1 banana sem casca e congelada
1 xícara de framboesas congeladas
2 colheres (sopa) de sementes de linhaça moídas

Chia e pera

2 punhados de folhas
1 1/2 xícara de água
1 banana sem casca e congelada
2 peras
2 colheres (sopa) de sementes de chia moídas

Suco verde com abacaxi e laranja

2 punhados de folhas
1 xícara de gelo
1 xícara de pedaços de abacaxi
2 laranjas sem casca e sem sementes

Melancia com folhas

2 punhados de folhas
1 xícara de gelo
2 xícaras de melancia
1 colher (sopa) de sementes de linhaça moídas

Grapefruit com abacaxi

2 punhados de folhas
1/2 xícara de água de coco
1/2 xícara de gelo
1 xícara de pedaços grandes de abacaxi
1 *grapefruit* rosa

DIVERSOS

O suco que vale uma refeição completa

2 punhados de folhas
1 xícara de leite de amêndoas sem açúcar
1/2 xícara de água
1 xícara de *blueberries* congelados (ou frutas vermelhas variadas)
2 colheres (sopa) de iogurte grego desnatado
1 colher (sopa) de sementes de linhaça moídas
Estévia a gosto

Banana com sementes de chia

2 punhados de folhas
1/2 xícara de água ou gelo picado
1 banana sem casca e congelada
1 xícara de framboesas (frescas ou congeladas)
2 colheres (chá) de sementes de chia (deixe de molho por 10 minutos)

Coco com pêssego

2 punhados de folhas
1 xícara de água de coco
2 xícaras de uvas congeladas
2 pêssegos sem caroço

Espinafre tropical

2 punhados de folhas

2 xícaras de água

1 xícara de pedaços grandes de abacaxi

1 xícara de pedaços grandes de manga

2 bananas sem casca e congeladas

Chocolate com cereja

2 punhados de folhas

2 xícaras de leite de amêndoas sem açúcar

2 xícaras de cereja sem caroço

2 bananas sem casca e congeladas

1 colher (chá) de canela

3 colheres (sopa) de cacau em pó

Laranja com frutas vermelhas e espinafre

2 punhados de folhas

1 xícara de gelo

1 laranja grande, descascada, sem sementes e separada em gomos

1/2 banana grande cortada em pedaços grandes

6 morangos grandes congelados

1/3 de xícara de iogurte grego natural

Gengibre com folhas

2 punhados de folhas

2 xícaras de água

1 banana cortada em pedaços grandes

1 laranja descascada e separada em gomos

1/2 maçã (use sua variedade favorita) sem sementes, cortada em pedaços

1/2 limão sem casca e sem sementes

1 pedaço de 1 centímetro de gengibre fresco descascado e amassado

Coco com manga e espinafre

2 punhados de folhas de espinafre

1 1/2 xícara de água

1 xícara de leite de coco/água de coco

1 xícara de manga congelada

1 sachê de estévia

1 colher (sopa) de proteína de cânhamo (*hemp protein*) em pó

Espinafre com *blueberries*

1 xícara de espinafre

2 xícaras de água

1 xícara de *blueberries* congelados

1 banana sem casca

Cereja com leite de amêndoas

2 punhados de folhas
1 xícara de leite de coco (se quiser diminuir as calorias, substitua por água)
1 xícara de leite de amêndoas
2 xícaras de cerejas
1/2 xícara de uva-passa
1 xícara de aveia

Banana, pêssego e couve

2 punhados de folhas de couve
1 1/2 xícara de água
1 xícara de leite de amêndoas
1 xícara de pêssego congelado
1 banana sem casca e congelada
1 xícara de aveia
1/4 de xícara de damascos secos (ou outra fruta seca)
1/4 de xícara de amêndoas (use amêndoas moídas se não tiver um processador de alta velocidade)

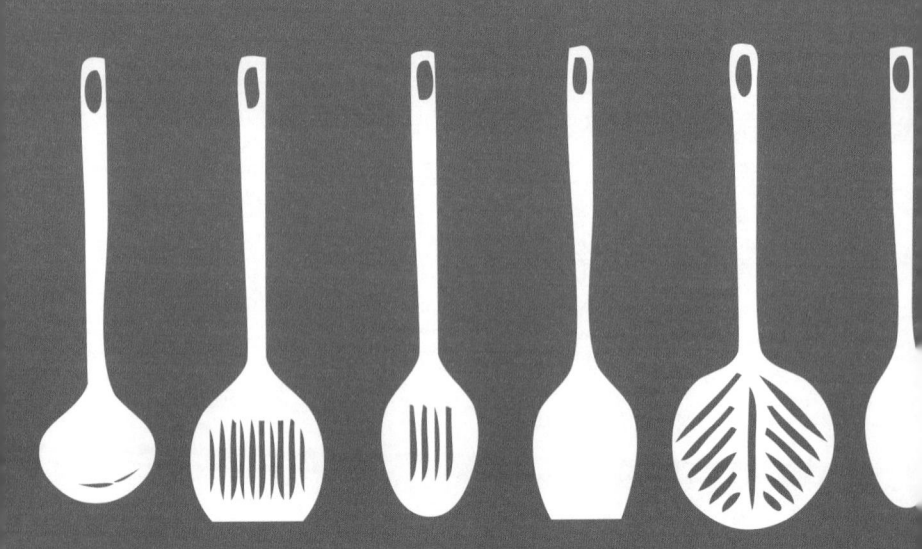

APÊNDICE B

Receitas leves e ricas em proteínas

No capítulo 6, apresentei orientações que auxiliam o emagrecimento após o Detox. Aqui estão algumas das minhas receitas favoritas, que são adequadas à boa alimentação, saudáveis e deliciosas!

SALMÃO ASSADO COM MOLHO PICANTE

- 500 g de filé de salmão sem pele
- 1 pimenta chili sem sementes e cortada em tiras
- 1/3 de xícara de suco de limão espremido na hora
- 2 cebolinhas picadas
- 1 xícara de folhas de coentro fresco picado
- 1 colher (chá) de óleo de canola
- 1/2 colher (chá) de sal marinho

1. Preaqueça o forno a 180°C.
2. Leve a pimenta, o suco de limão, a cebolinha, o coentro, o óleo e o sal ao processador de alimentos e bata bem.
3. Arrume o salmão em uma assadeira. Despeje o molho feito no processador sobre o salmão, virando o peixe para cobrir os dois lados.
4. Asse descoberto até que o peixe esteja cozido no centro, de acordo com sua preferência, por 20 a 25 minutos, dependendo da espessura do filé.
5. Na hora de servir, corte o filé em pedaços e despeje um pouco de molho sobre cada porção.

FRANGO ASSADO EM CROSTA DE AMÊNDOAS

- 3 peitos de frango médios
- 2 claras de ovos
- 1 xícara de amêndoas
- 1/4 de xícara de queijo parmesão
- 1 colher (chá) de tomilho
- 2 colheres (chá) de orégano
- 1 colher (chá) de sal marinho
- Preaqueça o forno a 180°C

1. Coloque as amêndoas, o orégano, o queijo parmesão, o sal marinho e o tomilho em um processador de alimentos e bata bem, até obter uma mistura homogênea.
2. Coloque o frango em um prato, as claras em uma vasilha rasa e a mistura de amêndoa em outro prato.
3. Passe cuidadosamente cada pedaço de frango nas claras em neve, depois na mistura de amêndoas, e arrume-os em uma assadeira forrada com papel-manteiga.
4. Leve ao forno por aproximadamente 30 minutos.

VIEIRAS AO MOLHO DE LIMÃO

- 750 g de vieiras lavadas e escorridas
- 1/4 de xícara de salsa fresca
- 2 colheres (sopa) de sumo de limão espremido na hora
- 1/4 de xícara de azeite de oliva extravirgem
- 1 dente de alho picado
- 1/2 colher (chá) de sal marinho
- 1/4 de colher (chá) de pimenta moída

1. Misture o suco de limão, a salsa, o alho, o sal marinho e a pimenta em uma tigela pequena.
2. Acrescente o azeite de oliva aos ingredientes misturados e reserve.
3. Leve ao fogo médio uma frigideira untada com spray culinário.
4. Tempere as vieiras com sal marinho e pimenta, leve à frigideira e refogue por dois a três minutos de cada lado.
5. Jogue o molho sobre as vieiras e sirva.

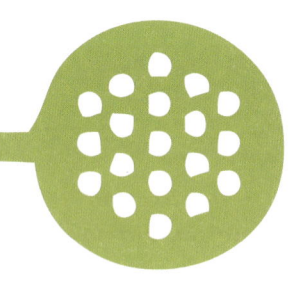

FRANGO ASSADO AO LIMÃO

- 1,5 quilo de peito de frango
- 2 colheres (sopa) de azeite extravirgem
- 2 colheres (sopa) de manjericão picado
- 1/4 de xícara de sumo de limão espremido na hora

1. Coloque o frango, o manjericão, o sumo de limão e o azeite em um refratário grande e misture.
2. Deixe marinando na geladeira por duas horas.
3. Asse no forno a 220°C durante 50 a 60 minutos e sirva.

SALMÃO CARAMELIZADO

- 4 filés de salmão
- 1/4 de xícara de molho de soja tamari
- 2 colheres (sopa) de mel
- 1 colher (sopa) de vinagre de arroz
- 1 colher (sopa) de gengibre moído
- 1/4 de colher (chá) de pimenta-de-caiena
- 1/8 de colher (chá) de pimenta-do-reino moída

1. Em uma tigela grande, misture o molho de soja com o mel, o vinagre, o gengibre, a pimenta-de-caiena e a pimenta-do-reino.
2. Adicione o salmão e deixe marinar em um saco plástico durante duas horas.
3. Preaqueça a grelha e leve o salmão a grelhar por oito a 10 minutos, até que suas lascas se soltem quando o peixe for espetado com um garfo. Sirva.

FILÉ COM COGUMELOS

- 2,5 quilos de bifes de filé, limpos, sem gordura
- 500 gramas de cogumelos limpos, picados e cortados em fatias finas
- 1 colher (sopa) de azeite de oliva
- 1/2 xícara de caldo de carne com pouco sódio
- 1 colher (chá) de molho de soja com pouco sódio
- 1/2 colher (chá) de sal marinho
- 1/2 colher (chá) de pimenta-do-reino
- 4 dentes de alho
- 1 colher (sopa) de tomilho fresco picado

1. Aqueça em fogo médio a alto uma frigideira antiaderente com o azeite.
2. Tempere os dois lados dos bifes com sal marinho e pimenta.
3. Coloque os bifes na frigideira e frite até atingir o ponto desejado (de três a cinco minutos de cada lado). Deixe descansar por cinco minutos.
4. Enquanto isso, leve a mesma frigideira ao fogo médio. Acrescente alho e refogue, mexendo sem parar por 30 segundos.
5. Acrescente os cogumelos e o tomilho; cozinhe mexendo de vez em quando, até que os cogumelos fiquem macios, o que deve levar de 3 a 5 minutos.
6. Acrescente o caldo de carne e o molho de soja, raspando o fundo da frigideira com o auxílio de uma colher de pau ou espátula.
7. Cozinhe, mexendo de vez em quando, até que o líquido fique reduzido a uma fina camada, o que deve levar de um a dois minutos.

8. Sirva os bifes com a mistura de cogumelos por cima, dividindo igualmente entre os pratos.
9. Guarneça com ramos de tomilho.

COUVE-MANTEIGA COM SALSICHA DE PERU

- 1/2 colher (chá) de pimenta chili em pó
- 1/2 colher (chá) de páprica
- 1/4 de colher (chá) de sal marinho
- 1/8 de colher (chá) de pimenta-do-reino e de pimenta-de-caiena moídas
- 3 échalotes médias, cortadas em fatias finas
- 1 colher (sopa) de azeite extravirgem, dividida em duas partes
- 2 salsichas de peru light frescas, sem a pele
- 500 gramas de couve-manteiga, sem o talo, picadinha

1. Em uma tigela pequena, misture a pimenta chili em pó, a páprica, o sal, a pimenta-do-reino e a pimenta-de-caiena.
2. Aqueça duas colheres de chá de azeite em uma frigideira em temperatura média a alta.
3. Acrescente as échalotes e cozinhe, mexendo sempre, por três minutos até que fiquem macias.
4. Aqueça o azeite restante na frigideira. Acrescente as salsichas e cozinhe, quebrando-as com uma colher de pau, por aproximadamente três minutos, até que fiquem douradas.
5. Adicione a mistura de temperos restante e a couve-manteiga à frigideira. Tampe e cozinhe por dois minutos.
6. Destampe, mexa e cozinhe por mais dois minutos.
7. Leve a mistura de échalotes novamente à frigideira, mexa e cozinhe por mais um minuto, até esquentar bem.

LINGUADO GIGANTE ASSADO

- 2,5 quilos de filés de linguado gigante sem espinha e sem a pele
- 1 colher (sopa) de azeite extravirgem
- 1 dente de alho grande picado
- 2 colheres (chá) de raspas de limão
- Sumo de 1/2 limão
- 1 colher (sopa) de salsa picada
- Uma pitada de sal marinho
- Uma pitada de pimenta-do-reino moída na hora

1. Preaqueça o forno a 200°C.
2. Distribua os filés de peixe em um tabuleiro antiaderente grande, com a parte da pele para baixo, e regue-os com azeite.
3. Adicione o alho, as raspas de limão e duas colheres (sopa) de sumo de limão e salsa, dividindo igualmente; tempere com sal marinho e pimenta.
4. Leve ao forno por 12 a 15 minutos, até que lascas se soltem quando o peixe for espetado com um garfo.
5. Regue com o restante do suco de limão e sirva.

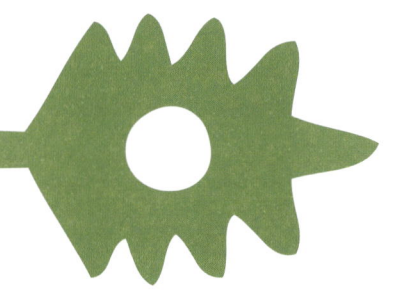

SALADA DE ATUM

- 3 latas de atum sólido ao natural
- 1/2 xícara de iogurte grego desnatado
- 2 colheres (sopa) de sumo de limão
- 1 cenoura ralada
- 1 ovo bem cozido
- 1 tomate pequeno
- 1/2 cebola branca pequena picadinha
- 1/2 colher (chá) de dill desidratada
- 1 colher (chá) de salsinha desidratada
- 1/4 de colher (chá) de mostarda Dijon
- 1/2 colher (chá) de alho em pó
- 1 colher (chá) de agave
- Uma pitada de sal marinho
- Pimenta-do-reino a gosto

Misture todos os ingredientes em uma tigela grande e sirva.

VIEIRAS AO VINAGRETE

- 500 gramas de vieiras
- 3/4 de xícara de leite de soja
- 6 colheres (chá) de azeite de oliva
- 2 xícaras de ervilhas frescas ou congeladas
- 2 cebolinhas lavadas e picadas finamente
- 1/4 de colher (chá) de sal marinho dividido em duas metades
- 1 colher (chá) de folhas de tomilho fresco
- 1 colher (chá) de sumo de limão espremido na hora
- 2 colheres (chá) de vinagre de vinho branco
- 1 colher (chá) de hortelã fresca picada
- 1/2 colher (chá) de mel

1. Leve ao fogo baixo a médio uma frigideira com uma colher (chá) de azeite e espalhe para cobrir bem a frigideira.
2. Acrescente a cebolinha e 1/8 de colher (chá) de sal marinho e cozinhe até que a cebolinha fique macia e comece a corar.
3. Acrescente o tomilho, as ervilhas e o leite de soja. Aumente o fogo e cozinhe, mexendo até que as ervilhas fiquem bem quentes, por aproximadamente cinco minutos. Retire a mistura do fogo.
4. Transfira a mistura de ervilhas para um processador e bata, adicionando um pouco mais de leite de soja, se necessário.
5. Leve ao fogo médio a alto uma frigideira grande. Acrescente uma colher (chá) de azeite e espalhe até cobrir a frigideira.

6. *Adicione as vieiras, deixando um pouco de espaço entre elas. Sele as vieiras durante aproximadamente três minutos de cada lado, até que adquiram uma coloração dourado-amarronzada, mas ainda firmes ao toque. Transfira as vieiras para um prato.*
7. *Em um recipiente pequeno, misture as últimas quatro colheres de azeite, o sumo de limão, o vinagre, uma colher (chá) de água, a hortelã, o mel e o sal marinho restante.*
8. *Na hora de servir, distribua o purê de ervilhas em cada um dos quatro pratos e cubra com as quatro vieiras.*
9. *Despeje o molho vinagrete por cima das vieiras e sirva.*

Título original
10-DAY GREEN SMOOTHIE CLEANSE

Copyright © 2014 *by* Jennifer (JJ) Smith

Todos os direitos reservados.

Nenhuma parte desta obra pode ser reproduzida ou transmitida por qualquer forma ou meio eletrônico ou mecânico, inclusive fotocópia, gravação ou sistema de armazenagem e recuperação de informação, sem a permissão escrita do editor.

Copyright da edição brasileira © 2015 *by* Editora Rocco Ltda.

Edição brasileira publicada mediante acordo com Atria Books, uma Divisão da Simon & Schuster, Inc.

BICICLETA AMARELA
O selo de bem-estar da Editora Rocco Ltda.

Direitos para a língua portuguesa reservados
com exclusividade para o Brasil à
EDITORA ROCCO LTDA.
Av. Presidente Wilson, 231 – 8º andar
20030-021 – Rio de Janeiro – RJ
Tel.: (21) 3525-2000 – Fax: (21) 3525-2001
rocco@rocco.com.br | www.rocco.com.br

Printed in Brazil/Impresso no Brasil

Preparação de originais: FÁTIMA FADEL

Projeto gráfico e capa: ELIANA LATTUCA & AMPERSAND

CIP-Brasil. Catalogação na fonte
Sindicato Nacional dos Editores de Livros, RJ.

S646d	Smith, J. J. 　　　　Detox de 10 dias: como os sucos verdes limpam o seu organismo e emagrecem / J. J. Smith; tradução de Ana Beatriz Rodrigues. – Primeira edição. – Rio de Janeiro: Bicicleta Amarela, 2015. 　　　　Tradução de: 10-day green smoothie cleanse 　　　　ISBN 978-85-68696-00-2 　　　　1. Emagrecimento. 2. Dieta de emagrecimento. I. Título.
14-17698	CDD: 613.25 CDU: 613.24

Impressão e Acabamento:
GRÁFICA STAMPPA LTDA.
Rua João Santana, 44 - Ramos - RJ